自閉症と感覚過敏

特有な世界はなぜ生まれ、どう支援すべきか？

熊谷高幸

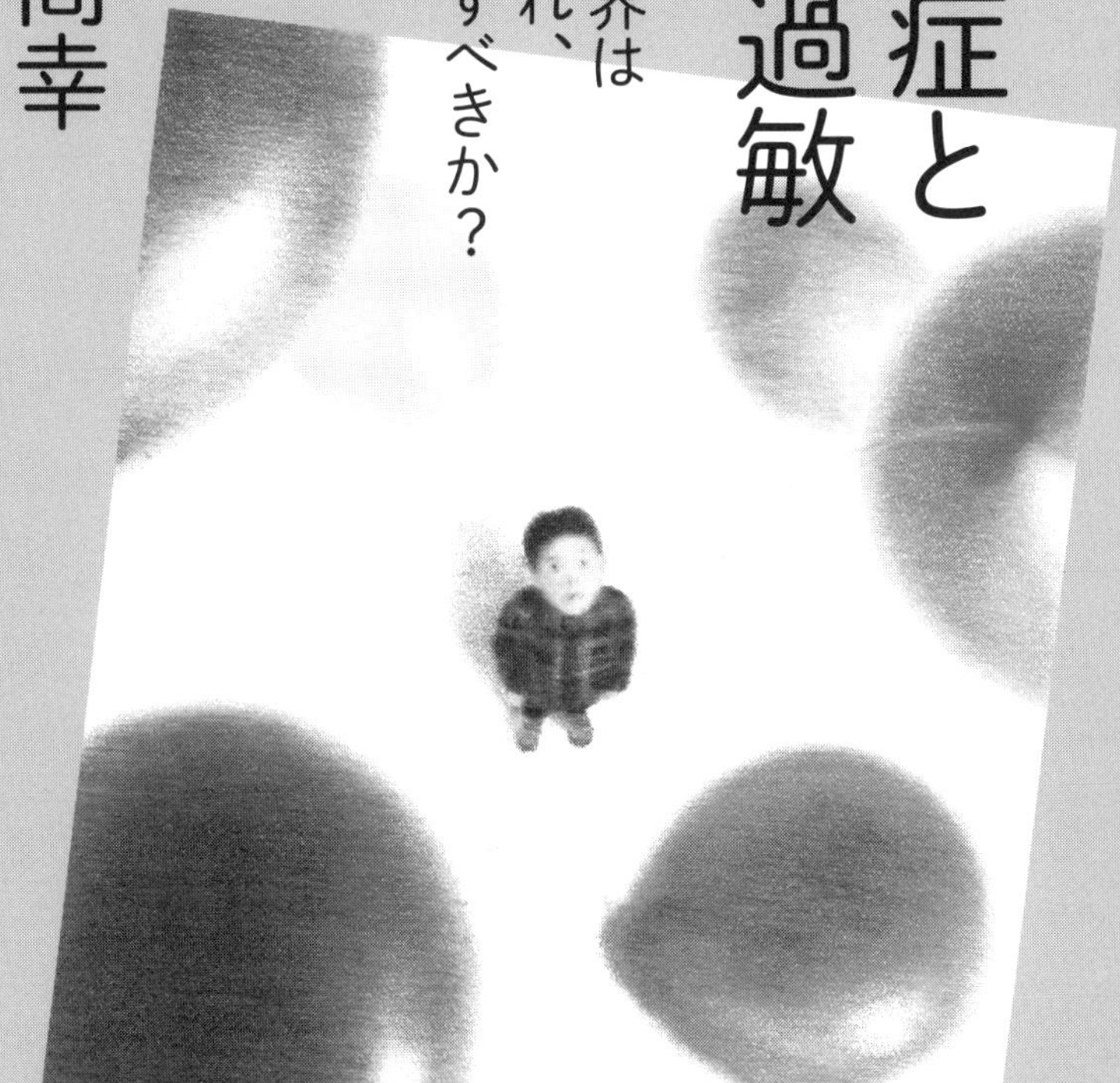

新曜社

はじめに

自閉症は不思議な障害である。この障害が初めて報告（Kanner 1943）されてから七〇年以上たつのに、障害の定義や、原因や、該当する人々の範囲についての考えが次々に変わってきている。

私自身も、二五年前より自閉症の本を三冊著してきたが（熊谷　一九九一、一九九三、二〇〇六）、毎回、出版の後には解釈を修正しなければならなくなった。特に、この十年ほどのあいだは、大きく考えを変えることになった。その理由は、この本の中心テーマである、自閉症者の感覚過敏という問題に突き当たったからである。また、このような私の変化は、次のような、社会全体の自閉症の捉え方の変化にも連動している。

第一に、自閉症と見なされる人々の数が年々ふえている。四〇年ほど前には二〇〇〇人に一人ほどといわれていたのが、いまでは一〇〇人に一人とまでいわれるようになった。

第二に、自閉症という概念が変化してきている。以前には、人とのかかわりがむずかしいことに加え、言語機能や認知機能にも障害がある者だけが自閉症と見なされてきた。しかし、いまでは、それらの機能に遅れがない、アスペルガー症候群（言語に遅れが現れなかったタイプの自閉症）や高機能自閉症（ＩＱ七〇以上の自閉症。狭義には、そのうち、アスペルガー症候群でない者）も含め、全体を自閉症スペクトラムと呼ぶようになった。

第三に、自閉症はＡＤＨＤ（注意欠陥・多動性障害）やＬＤ（学習障害）と重なるところがあることが認められるようになり、全体が発達障害と呼ばれることが多くなった。また、これらの人々の中には、サヴァン症候群といって、特定の能力に限り、天才的能力を示す人々がいるばかりでなく、歴史上の天才の中にも自閉症の症状を示していたと考えられる人々がいることがわかってきた。

つまり、自閉症は、それに当てはまる人々の数についても、それが含む症状の範囲についても、さらには関連する障害についても、大きな広がりを見せるようになっているといえるだろう。では、これらの多様な障害をつなぐものは何だろうか？

自閉症は、その原因と結果を一対一に対応させることができない障害である。脳の特性によって生じるところまではわかっているが、より深いところでは原因をひとつにしぼることができない。だから、症状の集まりとして診断されている障害である。つまり、社会性が乏しい、こだわりがある、ことばが遅れる場合がある、パニックになりやすい、記憶力がよい場合が多い、感覚過敏が現れやすい、などの症状の集まりとして理解されている。だが、これらの症状のあいだにどのような関係があるのか、また、それらはどのような経路をたどって現れるのか、についてはほとんど答えが出されていない。

この疑問に答えを出すのが感覚過敏にもとづく捉え方である、とするのがこの本の内容である。感覚過敏とは、最近になって自閉症に一般に認められるものとなった症状である。感覚が非常に敏感になっている状態で、刺激を恐れる場合と求める場合がある。たとえば、嫌な音を恐れて耳をふさいだり、音のする部屋に入らなかったりする。また、水路を見つめ小石を落とす行為をいつまでも続けたり、ビデオの同じ箇所を何度も見続けたりする。感覚過敏は視覚や聴覚など、あらゆる感覚に現れ、また、敏感性としてだけでなく鈍感性としても現れる、非常に多様な側面をもつ症状である。

感覚過敏は、あとで述べていくように、自閉症の人々が示す多くの症状の発生源になっていると考えられるものである。また、ＡＤＨＤやＬＤの人々にも現れることがあり、それらの障害の発生にも関係している可能性がある。これに、後の章で述べる男性脳の特性や現代の生育環境などの要因が絡んで、自閉症という症状が生まれると考えられる。だから、この大もとになるもののメカニズムを知っておかないと自閉症を理解することも支援の方向を見出すこともむずかしくなる。

感覚とは人々の内にあって外からは捉えにくいものである。だから感覚過敏の問題が人々によく知られるようになったのは一九九〇年代になって、自閉症の当事者が自伝を著し、内に抱えている困難について詳しく語るようになってからである（ウィリアムズ　一九九三、グランディン　一九九四など）。そこで、この本では感覚過敏の問題について、これら当事者が語る経験から学び、同時に、そのようには語ることができない多くの自閉症者の症状を集め分析していくことで、それがどのようにして自閉症の症状に結びついていくのか、を探っていきたい。

感覚過敏があると、先に述べたように、刺激に対する反応が大きくなり、好きな物は非常に好んで求め、嫌いな物は恐れて避けるようになる。また、強い感覚を伴う経験の記憶が強まる一方で、感知しなかった刺激に対しては鈍感になる。感覚過敏とひと言でいっても、それは実に多くの問題を含んでいる。

だから、感覚過敏があると、外界の捉え方が通常と異なり、行動の仕方も通常と異なってくる可能性がある。すると、人々と共に生活することや学ぶことがむずかしくなってくるのである。だが、人間は他の人々とかかわることなしで発達することはできない。ことばを学び、人々とコミュニケーションができないと、社会に参加することができなくなる。だから、感覚過敏は発達全体に影響を及ぼす可能性をもつものであり、それだけを単独に取り出して対処法を検討するだけではすまないものになっているのである。

では、感覚過敏と、そこから生まれるこだわりをもつ自閉症の人々は、社会生活の場や学習の場に参加するときに、どのような困難に直面することになるのか？　また、どのように支援すればそれを改善していくことができるのか？　それを考えていくのがこの本のもうひとつのテーマである。

いま自閉症は、最初に述べたように、「自閉症スペクトラム」という名のもとで、内に多様な症状の人々を含む大きなカテゴリーとして理解されるようになっている。スペクトラムとは、分光器によって分けられた様々な波長の色の連続体を示すことばで、共通性の中に多様性を示す自閉症という障害を表すために用いられたものである。この本では、感覚過敏という視点から、なぜこのような多様性が生まれるのか、についても説明してゆきたい。また、「自閉症スペクトラム」という捉え方では、自閉症の人と通常の人の境目も以前のように明確なものではなくなっている。自閉症の人々の感覚や行動の特性は通常とはかなり異なるように見えるけれど、通常の人々に全く現れないものではない。同じ人間としての特性の中に自閉症を生み出すものが含まれているのである。また、同時に、自閉症の人の中にも通常の人と変わらない部分が多く含まれている。だから、それを引き出し育てるのも支援の仕事である。この本では、このような観点のもとで、自閉症の成り立ちと支援のあり方を探っていきたい。

この本は、3部で構成されている。第1部では、感覚過敏が自閉症の人たちにいかに多くの問題を引き起こしているか、その実情を述べ、第2部では、それがどのような過程を経て自閉症という障害を生み出しているか、について述べる。そして第3部では、そこまでの説明を踏まえ、自閉症者への支援はどのようなものであるべきか、について述べてゆきたい。

自閉症と感覚過敏❖目　次

第2部　自閉症の発生過程

装幀◎臼井　新太郎
装画◎真々田ことり

第1部
感覚過敏がつくる世界

感覚過敏は、視覚、聴覚、触覚など、あらゆる感覚に現れ、自閉症の人が生きる世界全体に大きな影響を及ぼしている。感覚の種類によってその表れ方は違うけれど、刺激に没頭する、強く記憶する、恐れて回避しようとする、他の刺激を見落とす、そして行動の切り替えがむずかしくなる、という結果が現れる点では共通している。

感覚過敏は、ある世界に集中して向き合うことを可能にするから才能に結びつくこともあり、特性であるともいえる。しかし、他の人と共に行動することや自分の心や体をコントロールすることが極端にむずかしくなると障害として捉えなければならなくなるのである。第1部では、感覚過敏が生み出す世界を具体例や調査結果にもとづきながら探ってゆきたい。

1章　長いあいだ見逃されてきた特性

○うるさい場所が嫌い

自閉症の人に感覚過敏が現れやすいことは、いまではよく知られた事実になりつつある。自閉症の子どもが音を低減させるためにイヤーマフを付けている姿はよく見かけるし、また、このような子が環境変化によって多量の刺激にさらされないように工夫している親や教師の数もふえている。

次に紹介するのは東田直樹さんが一一歳のときに書いた「誰もいなくなった」という詩の冒頭である（二〇〇五）。

みんながいる所は　嫌い
音が大きい所は　嫌い
物が多い所は　嫌い
どこに行ってもうるさくて
僕はいつでもがまん出来ない

東田直樹さんとは、会話ができない自閉症でありながら、十四歳のときに『自閉症の僕が跳びはねる理由』（二〇〇七）という本を世に出し、その後、この本が英訳されたことをきっかけに世界二十数カ国で読まれる本の著者になった、自閉症の当事者である。彼の本は国の内外を問わず多くの読者に読まれているが、その根底にあるのは、この詩に表れているような、感覚過敏の世界からの訴えであると私は考えている。そして、彼のことばを通して、その世界の不思議さに人々が気づき始めたと考えられるのである。このことについては、感覚過敏の問題をもっと具体的に取り上げる中で再度とりあげたい。

○五〇年以上見落とされてきた症状

しかし、実は、自閉症の人に感覚過敏があることがはっきり認められるようになったのは最近のことである。一九四三年に米国の児童精神科医、レオ・カナーによって自閉症の存在が世に知られるようになってから七〇年余りになる。しかし、その歴史の中で感覚過敏ということばが現れるようになったのは、この二〇年ほどのあいだである。さらに、それが、よく用いられている診断基準の中に現れるようになったのはつい数年前（二〇一三）である（ＤＳＭ‐５『精神疾患の分類と診断の手引き』二〇一四）。つまり、自閉症の感覚過敏の問題は五〇年ものあいだ無視されてきた、といえる。

感覚とは人の内部で生じていることなので、外部にいる人にはわかりにくいものである。そして、感覚から起きる反応が外に現れたときには様々な解釈が可能になってしまう。たとえば、自閉症者には両耳を押さえる行動がよく見られる。この行動はほとんど癖になっていて、実際には大きな音がないときにも現れる。そこで、ある学者たちは、この行動を心理的な防衛機制、つまり外界全体を遠ざけようとする行動と見なしたのである（ベッテルハイム　一九七三など）。しかし、その後に現れた当事者たちの自伝によると、自閉症者は実際に外部の音を恐れており、また他の人が感じ取れないような音まで感知できる者もいる。さらに、実際の音でなく記憶の中の音に悩まされることもある。

つまり、防衛機制というような心理が働く以前の、内部への入り口のところ、つまり感覚という部分に自閉症の人は動かされている。だから、その入り口から始まって行動が生み出されるまでの過程の中に自閉症という障害が現れる理由が含まれていると考えられるのである。

○当事者たちの自伝によって明らかに

「はじめに」で述べたように、自閉症の感覚過敏が問題となり始めたのは、当事者たちが自伝を書くようになってからである。先に述べたように、感覚とは人の内部で起きていることである。だから、感覚を経験している当人がそれについて語り始めるまで、外部の人々はことの重大性に気づかなかった。

最初に語り始めたのはドナ・ウィリアムズ（一九九三、二〇〇一）とテンプル・グランディン（一九九四）という二人の女性だった。彼女たちの著書『自閉症だったわたしへ』（原著"Nobody Nowhere" 1992）と『我、自閉症に生まれて』（原著"Emergence: Labeled Autistic" 1986）は世界中で読まれる本となり、いまも彼女たちによる本が出版され続けている。また、それに続いて、グニラ・ガーランド（二〇〇〇）やウェンディ・ローソン（二〇〇一）の自伝が現れ、日本人でも先述の東田直樹さん（二〇〇四など）やニキ・リンコさん（二〇〇五など）による著書が出版されるようになった。当事者たちによる自伝はその後も次々に出版され、いまでは自閉症に関する出版物の半数ほどを占めるまでになっている。

そして、ここで注目すべきことは、これらの著書のほとんどすべての中で感覚過敏の経験が語られているということである。たとえば、二〇〇四年に出版された、ニキ・リンコさんと藤家寛子さんの対談本『自閉っ子、こういう風にできてます！』では、

・雨が痛い。
・扇風機の風が痛い。
・カメラのフラッシュのあと何も見えなくなる。
・コタツに入ると脚が消える。

などの経験が語られている（なお、この中の「コタツに入ると脚が消える」という感覚についてはやや複雑な事情があるのであとでまた触れることにする）。そして、この対談の司会者であり、この本の発行人でもある浅見淳子さんは同書の中で次のように述べている。

ひと口に自閉スペクトラムの方と言っても、性格は皆さんそれぞれです。定型発達の人と同じようにバラエティに富んでいます。でも一人残らず、身体機能の不具合を抱えていました。

自閉症というと心の内側、つまりその心理がまず問題にされやすい。しかし、その前に外部との接点のところにもっと注意を向けなければならないことがわかってきたといえるだろう。

○敏感と鈍感の同居

自閉症者の感覚過敏の問題が発見されにくかったもう一つの理由は、彼らの中に敏感と同じく鈍感に見える部分も存在しているからである。つまり、鈍感さとして受け止められる部分が感覚過敏の特性を見えにくくしてきたのである。

たとえば先述のドナ・ウィリアムズ（一九九三）は、両親から耳が聞こえていないのではないか、と疑われた。子どもの頃のその出来事について彼女は次のように述べている。

二人（両親）はわたしの真後ろに立ち、交互に大きな音をたてた。わたしはまばたきすらしなかった。そこでわたしは、聴覚テストを受けさせられることになった。テストの結果、わたしの耳は聞こえていると判明した。それから何年も後に、再びわたしは聴覚テストを受けた。そしてこの時は、わたしの耳は平均よりもよく聞こえているだけでなく、普通は動物にしか聞こえないような周波数の音まで、聞き取ることができるのだとわかったのである。問題は耳自体ではなく、わたしの音に対する意識が時々とぎれてしまうところにあったのだ。

以上のように、感覚過敏がある一方で感覚的な見落としと無反応がある。ドナ・ウィリアムズについては、もうひとつ興味深い資料がある。彼女の本の日本語版が出て二年後の一九九五年八月にNHKの取材チームが彼女の自宅を訪れ、ドキュメント番組を作っている。その中に、彼女が、同じく自閉症であるパートナーのトムと共に車でスーパーマーケットへ買い物に行く場面があった。二人は毎週必ず木曜日にスーパーに行き、同じ場所に車を停め、目にはサングラス、耳にはヘッドホンのいでたちで中に入っていく。そして画面には、ドナ・ウィリアムズ自身が書いたメモにもとづく次のようなナレーションが乗せられていた。

雑誌売場を通ると、私の目には次々と雑誌の見出しが飛び込んできます。私の頭の中には私が理解できないほどのものすごいスピードで様々な文字が洪水のように入ってきてしまうのです。雑誌売場を離れても見出しの文字はまだ頭の中に残っています。そのため、緑色や葉っぱ状のものを見ても、それが野菜だということが理解できず、それを自分が買いたいのかどうかさえもわからなくなってしまいます。

ここには、彼女がある刺激にさらされると感覚の枠がいっぱいになり、そのまま残り、次の刺激を受け入れにくくなっている様子が非常に具体的に述べられている。

○いちどきに大量の刺激を取り入れてしまう

自閉症者の感覚のこのような特性については、感覚の入り口が小さいのだ、という人がよくいる。しかし、それは正しくない。というのは、ドナ・ウィリアムズの例にも見られるように、自閉症者は、新しい場面で、いちどきに大量の刺激を取り入れてしまうことが多いからである。また、細部にだけ目が行くときも、それを拡大して非常に詳しく見ていることが多い（自閉症者には緻密な絵を描く者がいる）。しかし、それで感覚の枠をいっぱいにしてしまい、後続の刺激が入り込めなくなってしまうのである。つまり、刺激を徐々に少しずつ取り込み、それらを関係づけていくことがむずかしいのである。

この過程をモデル図にして表してみると、図1のようになる。自閉症者の場合は、ある刺激が入り込むと、感覚の枠いっぱいに広がり、そのまま停留する。すると後続の刺激は感覚の枠に入り込めない状態で通過し、見落とされてしまうのである。ここで、感覚の枠とは、取り込める刺激の範囲を示している。このことによって刺激と刺激のあいだの時間・空間的な関係が捉えにくくなる。これが、自閉症者に感覚の過敏性と鈍感性が同居しているように見える理由である。だから、過敏性があるからこそ鈍感性がある、といえる。

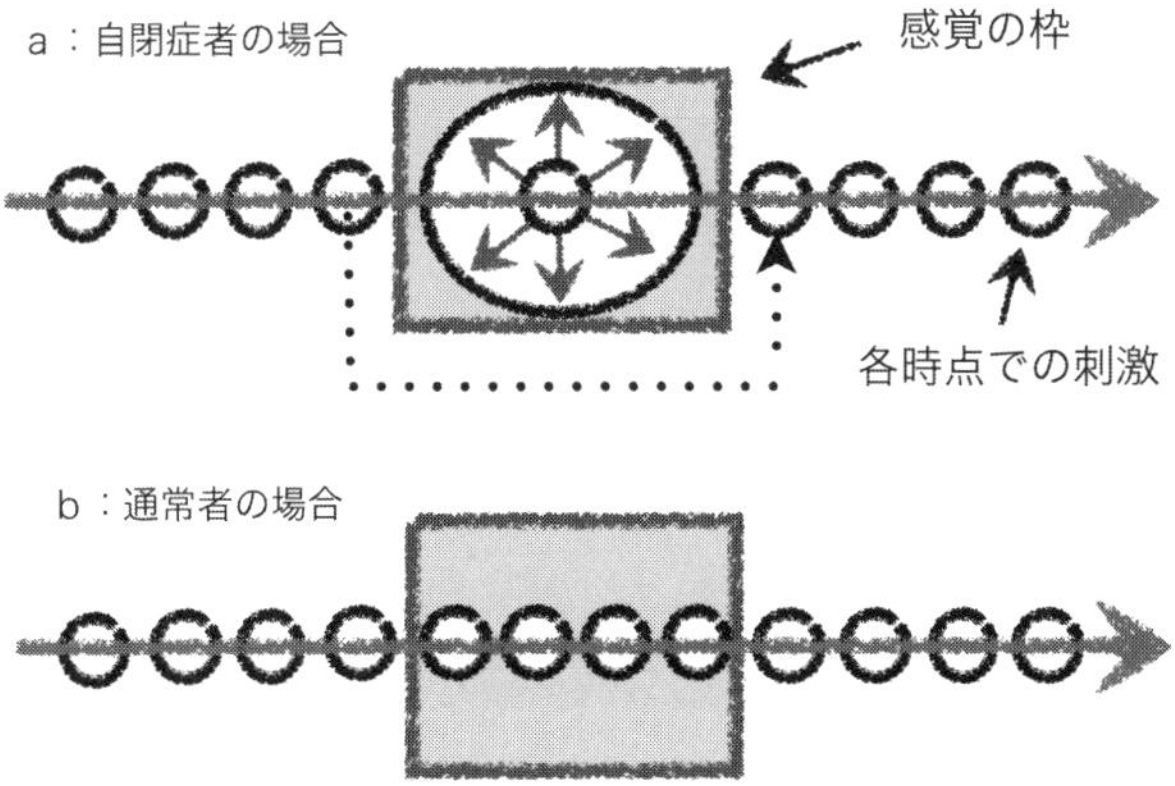

図１　自閉症者と通常者の刺激の取り入れ方の違い

しかし、通常人の場合は、これほどの刺激の拡大と停留はない。刺激は順を追って少しずつ取り込まれ、また追い出される。そのため感覚の枠の中に複数の刺激が収まりやすく、刺激の切り替えも進みやすいのである。そのため、刺激と刺激のあいだの時間・空間的な関係も捉えやすくなる。ただし、通常人でも、衝撃的な場面に遭遇したときには刺激の拡大と停留が生じ、前後の感覚がわからなくなる。自閉症者の感覚世界はそれに近い状態といえるだろう。

ただし、このような感覚の状態はプラスに働くこともある。科学や芸術の世界では、特定の現象や特定のイメージを長いあいだ心にとどめ、吟味して、発明・発見や作品化へと導く必要がある。これが可能となるためには、通常人のように感覚の世界を次々に先に進めていかず、拡大と停留がある状態にとどめておいた方がいいだろう。事実、天才的な科学者や芸術家には、このような特性をもっていたと考えられる人が多いのである（熊谷　二〇一五）。

なお、ここでは刺激の拡大と停留のモデルをドナ・ウィリアムズの例を足がかりに導き出したわけだが、それはもちろん、他の自閉症者の場合にも当てはまる。たとえば、先に紹介した、ニキ・リンコさんと藤家寛子さんの対談本の中の、フラッシュのあと何も見えなくなる、というのは感覚の拡散が非常に大きく、他を覆い隠しやすいことを意味する。また、コタツに入ると脚が消える、というようなことが起きるのは、視覚と身体感覚が両立しにくく、一方が優勢になると他方はほとんど無視されてしまうことを意味しているのである。

○感覚過敏が生み出す世界

以上のように、感覚過敏は鈍感さという反対の側面も含みながら様々な問題を生み出しているようである。その全体像については、これからの各章で明らかにしていくことにして、ここでは本章のまとめに向かって話を進めることにする。

感覚過敏とは、人が外部環境にある何らかの刺激によって強い衝撃を受けることから始まる。そして、その衝撃が強すぎて苦痛となる場合は、それを避けるために、たとえば耳を押さえるなどの回避行動が生まれる。しかし、これは刺激を受け入れにくい場合である。逆に受け入れ

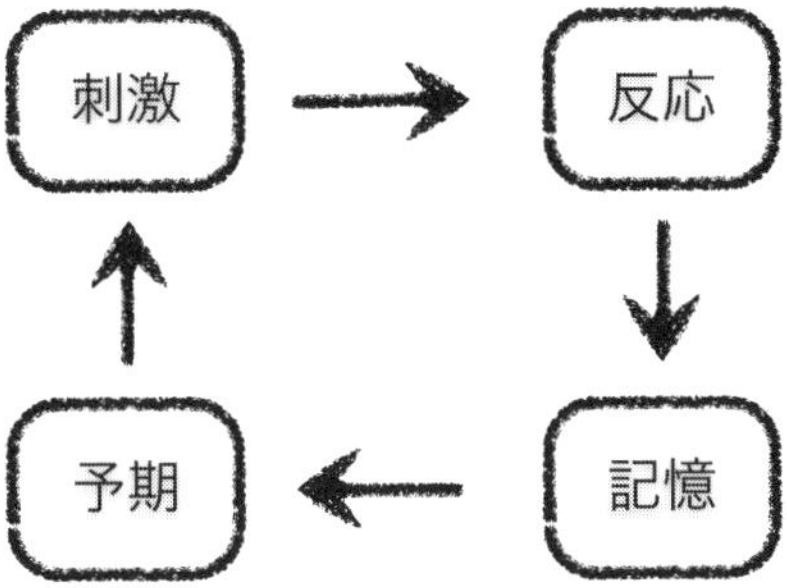

図２　感覚過敏のサイクル

やすい場合は、そこから通常以上の感覚が生まれるわけだから、その世界に没入することになる。たとえば自閉症の子が、小石や水やそのほか愛好するもので延々と遊び続けている姿はよく見かけるものである。

また、刺激は好ましいものであれ好ましくないものであれ、強く焼き付いた場合には、記憶の中で存在し続ける。そして、周囲の状況とは独立して本人に働きかけるのである。自閉症者が、ひとりごとをいったり、一人で笑ったり、怒ったりしている様子を見かけることがあるのはこのためである。また、繰り返し現れる音や光などの刺激は、図２のようなサイクルを作ることになる。たとえば恐ろしい刺激は強く記憶され、それが再び、いつくるか、いつくるか、と待ち構える中で、恐れはさらに増大することになる。

一方、感覚の中に停留せず、また、このようなサイクルの中に入らなかった刺激は無視されたり見落とされたりすることになる。そして、このように、ひとつの刺激にとらわれた

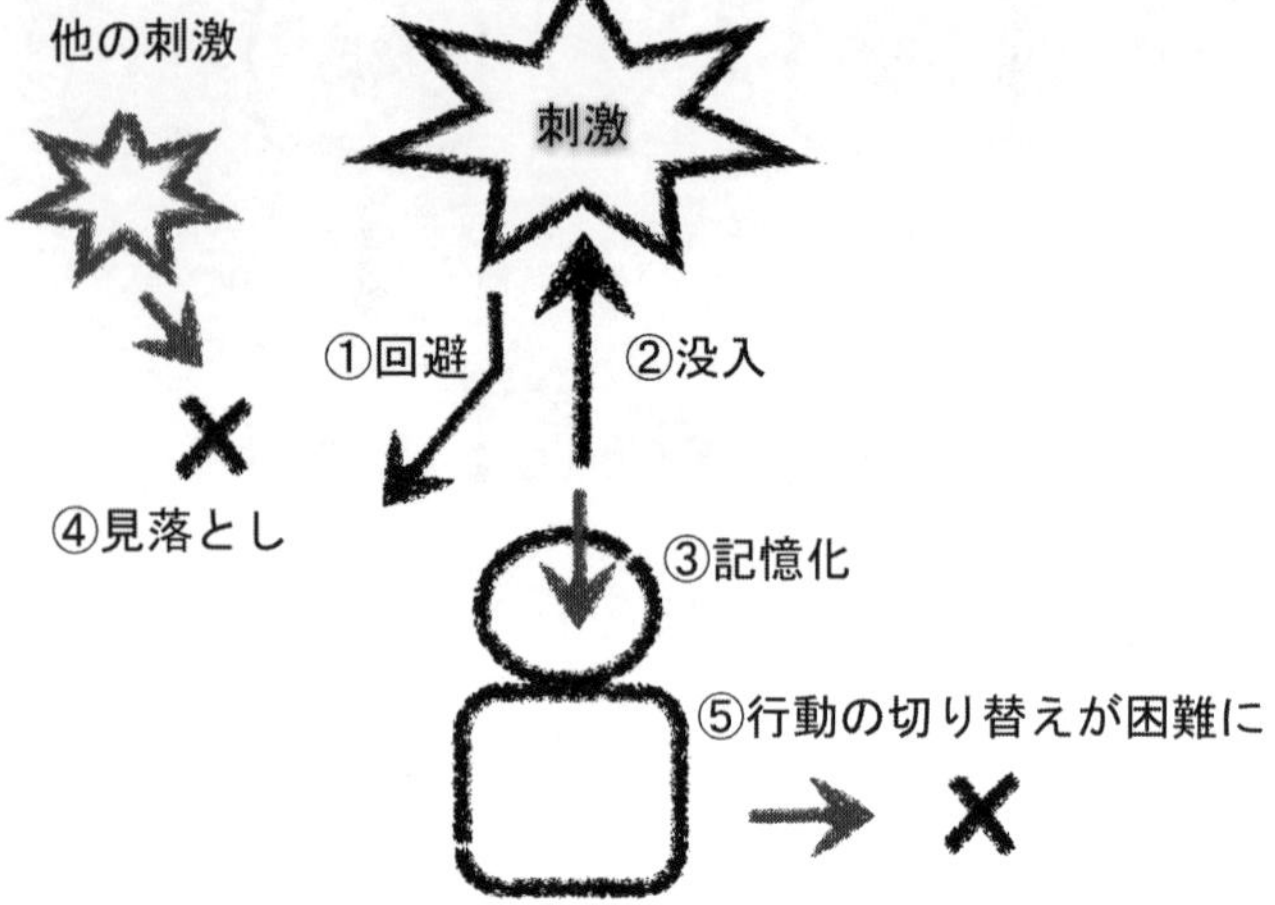

図３　感覚過敏によって生じる５種の反応

状態は、周りの状況に合わせて行動を起こしたり、切り替えていくことを困難にする。

つまり、自閉症の人にとって、感覚過敏にまつわる出来事は図３に表したように、①回避、②没入、③記憶化、④見落とし、⑤行動の切り替え困難、という五つの現れ方をすると考えられるのである（なお、④見落としは、他の人にとっては無視と受け取られるので、以下、「無視」とも表記することがある）。だから、感覚過敏がもたらす影響は多様であり、また自閉症という症状を作るうえで非常に大きな働きをしている。このような感覚システムの中で、たとえば没入や記憶化が強くても、回避や見落としが現れにくく、行動の切り替えが可能なら、感覚過敏は特性の域にとどまる。しかし、感覚過敏が五つの現れをセットにしたとき、自閉症という障害につながると考えられる。さらに、感覚過敏は、視覚、聴覚など、あらゆる感覚にかかわるため、人により過敏が現れやすい感覚と現れにくい感覚が出てくる。つまり、感覚過敏は自閉症の中の多様性を理解するうえでも欠くことのできない問題であるといえるだろう。

なお、感覚過敏や自閉症の感覚の問題については、近年、多くの本や論文が出されるようになっている（高橋・増渕　二〇〇八、岩永　二〇一二、二〇一四など）。また、多くの観察項目を備えた検査法も開発されるようになっている（Dunn　二〇一五など）。ただ、それらは、問題を感覚にしぼり、理解を深め、対処法を提案することが中心になっている。しかし、感覚過敏は感覚世界に影響を与えるだけでなく、自閉症の症状全体や発達全体に影響を及ぼすものである。だから、この本では、それら全体へのかかわりを明らかにしながら支援の方向を探っていきたいと思う。

◯自閉症スペクトラムのＡＤＨＤとＬＤへのつながり

ところで、「はじめに」でも述べたように、自閉症スペクトラムには様々な自閉症のタイプが含まれている。一般に用いられているタイプ分けは図４に示す3タイプである。ここで自閉症（狭義）と示されているのは、従来から自閉症と見なされてきた、言語に遅れが見られるタ

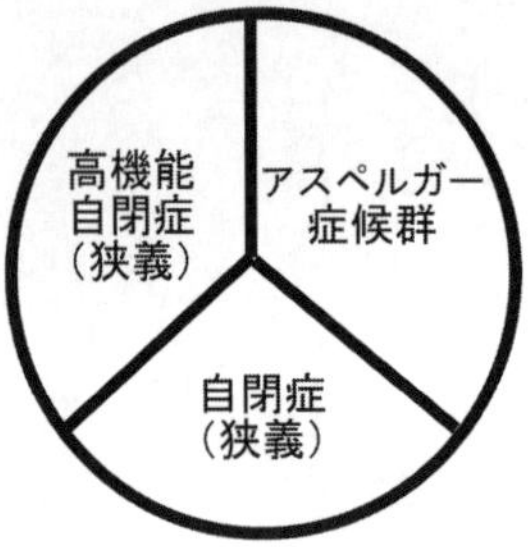

図４　自閉症スペクトラムの中の各グループ

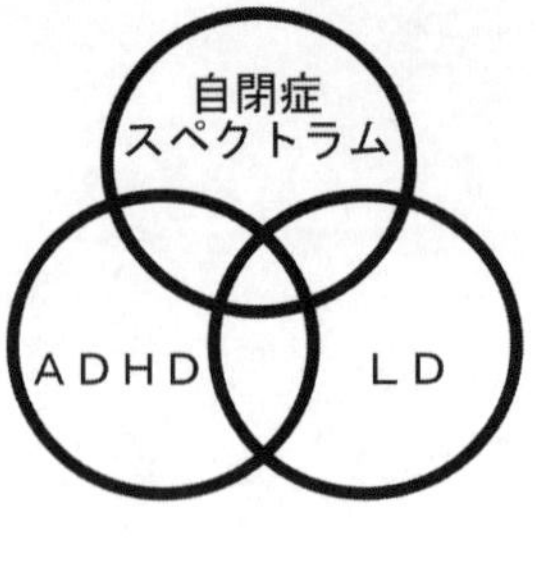

図５　３つの障害の関係

イプで、一方、アスペルガー症候群とは、言語に遅れがなかったタイプである。そして、高機能自閉症とは、知的能力が高い（ＩＱ七〇以上）自閉症のタイプである。この中にアスペルガー症候群を入れる場合もあるが、狭義には、初期に言語の遅れがあった者のみを示す。実際には、これら三つのグループの中にも様々なタイプがあり、境界線は明確でないのだが、一応、重なりのないものとして区別されている。

　これに対して、ＡＤＨＤ（注意欠陥・多動性障害）とＬＤ（学習障害）は、自閉症スペクトラムとは異なる障害だが、図５のように、それぞれが重なり合うことが認められている。だから、自閉症スペクトラムと診断された同じ子どもが、ＡＤＨＤやＬＤと診断されることもありうるのである。では、これらの障害をつなぐものは何だろうか？　私は、そこにも感覚過敏が関係していると思うのである。

　ＡＤＨＤ（注意欠陥・多動性障害）とは、不注意、多動性、衝動性が通常の程度を越えて強く現れる症状で、５パーセントほどの子どもに現れるといわれている。しかし、注意欠陥と名づけられてはいるが、あらゆるものに注意が向かないわけではなく、好きな物には強い関心をもっている。しかし、他の人と注意を共有しにくい状態であるといえる。注意とは、特定の対象に感覚や認識を集中した状態である。だから、感覚の過敏と鈍感があると、注意の状態にもムラが出てきやすいのである。ＡＤＨＤの人々の中には、実際、感覚過敏をもつ者が多い。また、自閉症とＡＤＨＤの両方の診断を受ける者は多く、同じ家族の中に自閉症の人とＡＤＨＤの人が含まれる場合もよくある（ケネディ　二〇〇四など）。

一方、ＬＤ（学習障害）とは、読み書きや計算など、特定の学習能力に限り能力が低い障害であり、児童期には3パーセントほどの者に現れるといわれている。これも、自閉症と重なることがあるのは、感覚過敏に関係するためと考えられる。読み書きや計算では、読むこと、書くこと、聞くこと、数量をイメージすることなど、多くの感覚や運動の機能を同時に働かさなければならない。感覚過敏は感覚のあいだにアンバランスがある状態だから、このような統合的な処理がむずかしくなるのである。また、先に述べたように、行動を切り替えるのが困難になるから、読み書きの過程を進めていったり、計算処理を進めていくのがむずかしくなるのである。自閉症児の中には、最初のうち、読み書きや計算が得意な者も多い。しかし、学年が進み、読み書きや計算の過程が複雑になると、学業が遅れはじめ、次第に通常の学級の中での学習がむずかしくなる者も多くなるのである。なお、ＡＤＨＤとＬＤについては、後の章で再び取り上げることにする。

ところで、本章で著してきたのは、自閉症の当事者のことばにもとづきながら、私が考えた、感覚過敏のモデルである。では、自閉症者の幅をもっと広げ、ことばの乏しい自閉症者も含めた場合にも同じことがいえるのだろうか？　また、視覚、聴覚、触覚など、感覚ごとに見ていった場合にはどうなるだろうか？　そして、そこで求められる支援の方法は？——以下の章では、これらのことについて見てゆきたい。

2章　自閉症者はどのような感覚過敏をもっているのか？

○自閉症児の親へのアンケートから

前章では、自閉症の当事者のことばから感覚過敏の問題を考えてみた。しかし、自閉症者の中には自分の状態について語ることができない者もいる。むしろ、数の上ではこちらの方が多い。そこで本章では、より多くの自閉症者を対象にこの問題を考えてみるために、自閉症児の親に感覚過敏についてのアンケートへの回答をお願いすることにした。

アンケートは、特別支援学校に通う三〇名の自閉症児について実施された。男児二五名、女児五名で、年齢は一〇歳から一八歳までである。

三〇名の言語の状態を表1に示す。五〇年ほど前までは言語をもたない自閉症児が半数を超えるといわれていたが、いまは数少なく、今回も三〇名中四名のみだった。ただし、ことばがあっても一語文レベルにとどまる者が七名おり、残りの一九名は一応会話が可能だった。なお、多くの自閉症児は、少なくともひらがな程度なら文字の読み書きができ、文章が書ける者も九名いた。また、表1に示されているように、言語レベルは文字の読み書きレベルと比較的よく対応している。このことは、後の章（8章）で述べるように、自閉症児は音声より文字の方が理解しやすく、文字を通して言語を獲得した者が多くいることを反映している。ただし、個人差はあり、12番の生徒のように、音声での会話が可能なのに文字言語が遅れているタイプもいるのである。

アンケートでは、感覚過敏に関する二五の質問項目について親に回答していただいた。回答は、各項目について、「よくある」、「たまにある」、「まえにはあった」、「ほとんどない」のうちからひとつ選んでもらうものだった（なお、3番、13番、20番の項目では、各一名のみ無回答だった）。

表2は、その各項目と過敏が多く現れた者と少数しか現れなかった者の回答の例である。項目は、聴覚過敏、視覚過敏、その他の過敏と固執的行動に分類されている。前章で述べたように、感覚過敏は外部からの強い刺激を回避する形で現れやすいが、そればかりでなく、刺激が好ましければ没入し、他の刺激は無視されることになる。また、刺激に対する反応は強く記憶され、いつも同じパターンで再現され、他に切り替わりにくいものになりやすい。それがまわ

表1　自閉症児30名の言語の状況

言語レベル	番号	文字を読める	文字を書ける	文章を書ける
音声言語なし（4名）	1	×	×	×
	2	×	×	×
	3	×	×	×
	4	○	○	×
一語文のみ（7名）	5	○	×	×
	6	○	×	×
	7	○	×	×
	8	○	○	×
	9	○	○	×
	10	○	○	×
	11	○	○	×
会話が可能（19名）	12	○	×	×
	13	○	○	×
	14	○	○	×
	15	○	○	×
	16	○	○	×
	17	○	○	×
	18	○	○	×
	19	○	○	×
	20	○	○	×
	21	○	○	×
	22	○	○	○
	23	○	○	○
	24	○	○	○
	25	○	○	○
	26	○	○	○
	27	○	○	○
	28	○	○	○
	29	○	○	○
	30	○	○	○
計		27	23	9

りの人に固執的な行動として映るのである。

また、各反応が、回避、没入、記憶化、無視、のうちどれに相当するかも示しておいた（行動の切り替え困難は全体に関係するので除く）。ただし、それは主にどの特性に相当するかを示すだけで実際にはすべてにわたっている場合もある。たとえば「出来事の順序や道順にこだわる」は、順序や道順を記憶し、それ以外を無視してしまう行動だが、同時にそれをおこなうことに没頭し、他のことが起きるのを回避する行動でもある。

表中に結果を示した二例は、感覚過敏がもっとも多く現れていたTくん（一五歳）と、もっともわずかしか現れていなかったMくん（一四歳）の例である。また、四つの現れ方に該当する項目数を、TくんとMくんも含め三〇名の平均について示したのが表3である。

Tくんは、比較的言語能力が高く、すべての領域にわたって感覚過敏が現れている。また、こだわりが強く周囲への要求が多い。一方、Mくんの場合は感覚過敏の反応が少ない。Mくんは音声言語がなく受動的な児童である。ただ、Mくんには、環境変化を非常に恐れている様子が見える。音の違いや視界の変化を恐れ、予定変更を恐れ、物の置き場にこだわっている。つまり、比較的少ないだけで、感覚過敏の特性はやはり現れているのである。

今回の調査では、「ほとんどない」が選ばれた項目は一名につき平均して六・七（全項目の二七パーセント）であり、「前にはあった」も含めると平均して七三パーセントの項目に感覚過

表2　アンケートの各項目とＴくん、Ｍくんの結果
（◎よくある、○たまにある、△前にはあった、×ほとんどない）

	質問項目	Ｔくん	Ｍくん	種類
聴覚過敏	1　両手で耳を押さえる	◎	×	回避
	2　大きな音を怖がる	◎	×	回避
	3　音の響きが違う所に入りたがらない	△	○	回避
	4　やかましいときパニックになる	◎	×	回避
	5　気に入った歌やことばを何度も唱える	◎	×	記憶化・没入
	6　ひとりごとやオウム返しをいう	◎	×	記憶化・没入
視覚過敏	7　新しい場所や視界の変化を恐れる	◎	○	回避
	8　急に何かを思い出す様子がある	◎	×	記憶化
	9　物の置き場にこだわる	◎	◎	記憶化・回避
	10　好きな物のコレクションを作る	◎	×	記憶化・没入
	11 パズルや積木の構成を好む	◎	○	没入
	12 文字や図形の記憶がよい	◎	×	記憶化
	13 絵や粘土の造形がうまい	×	×	没入
その他の過敏	14 人に触れられるのを嫌がる	◎	×	回避
	15 服の感触などを気にする	◎	△	回避
	16 水、砂、泥などに触れるのを嫌がる	△	×	回避
	17 好きな感触（水など）を求めて遊ぶ	◎	△	没入
	18 食べ物の好き嫌いが多い	△	△	回避・没入
	19 物のにおいをさかんに嗅ぐ	◎	○	回避・没入
固執的行動	20 出来事の順序や道順にこだわる	◎	×	記憶化・無視
	21 好きなビデオ（YouTube も）を何度も見る	◎	○	記憶化・没入
	22 予定外のことが起きるとパニックになる	○	○	記憶化・回避
	23 好きなことに夢中になるとやめない	◎	×	没入・無視
	24 間違えて憶えてしまうと修正がきかない	△	×	記憶化・無視
	25 指示対象を見ず指示を聞いていない	○	○	無視

表3　感覚過敏の現れ方と該当数

	よくある	たまにある	前にはあった	ほとんどない
全体の平均	7.3（29%）	8.0（32%）	2.9（12%）	6.7（27%）
Ｔくん	18	2	4	1
Ｍくん	1	7	3	14

敏の特性が見られたことになる。つまり、感覚過敏は自閉症者に普遍的に現れる特性と考えられるのである。

ところで、以上は感覚過敏の全体についていえることである。しかし、視覚や聴覚など、それぞれの感覚はかなり異なる特徴をもっており、自閉症者に異なる影響を与える。その影響の表れ方が自閉症という症状を形作っているともいえるだろう。そこで次に、各感覚別に感覚過敏の表れを見ていくことにする。

○聴覚過敏はどのように表れているか？

聴覚過敏は感覚過敏の中でももっとも目立ちやすいものである。その理由は、音は私たちのまわりで突然起こり驚かされるため、回避行動を起こしやすいからである。しかし、そこには記憶化や没入などの行動も伴う。以下では、この点についてアンケート結果を詳しく見ていくことにしよう。

表4は聴覚過敏についての回答の結果である。このうち1から4の項目は、音に対する回避行動である。各項目とも、「前にはあった」も含めると約三分の二の子どもに回避行動が現れている。音というものはたいてい他の人が起こすので、その出現を自分ではコントロールできず受

表4　聴覚過敏についての回答

番号	項目内容	よくある	たまにある	前にはあった	ほとんどない
1	両手で耳を押さえる	5	14	2	9
2	大きな音を怖がる	4	12	3	11
3	音の響きが違う所に入りたがらない	3	14	3	9
4	やかましいときパニックになる	3	11	3	13
5	気に入った歌やことばを何度も唱える	21	5	0	4
6	ひとりごとやオウム返しをいう	18	5	1	6

け身的にならざるをえない。そのため聴覚過敏のある者にとって音はやっかいな対象になる。その場から逃げだそうとしたり、それができないとなるとパニックになったりするのである。

これらの反応の中でも、両手で耳を押さえる行為は1章でも述べたように感覚過敏の代表的な表れであり、今回の調査でも多くの自閉症児に現れている。そして自閉症の子どもたちを見ていると、この行為は実に多様な表れ方をしている。両方の手のひらで両耳を塞ぐ者もいれば、指先を耳の穴に突っ込む者もいる。また、両手で耳たぶの特定の部分をさわる者もいる。この場合は聴感覚が触感覚に移行して、それを反復再生しているといえるだろう。

耳を押さえる行為は習慣化していて音がないときにも起きる。むしろこの場合の方が多いといえる。これは音の到来を恐れたり音の記憶がよみがえることで起きている場合が多いと考えられる。

次に注目されるのは、5の「気に入った歌やことばを何度も

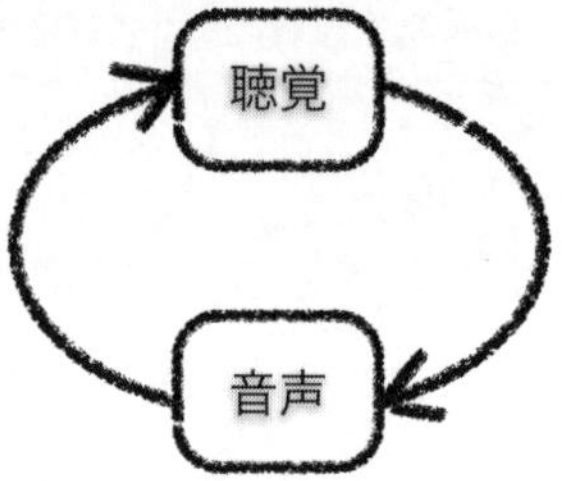

図6　聴覚・音声ループ

唱える」と6の「ひとりごとやオウム返しをいう」が前の四項目以上によく表れていることである。これらの行為は、音の痕跡が強く、それを反復再生して起きるものである。図3の図式では「記憶化」と「没入」に相当するものである。この行為は音の記憶が優れているために生じるもので、中には前日の野球の実況中継を歩きながら長々と再生する者もいる。ただ、このようなことをするのは、それが気に入っているためとは限らず、その音の記憶が自動的によみがえってくるために再生せざるをえない場合も多いのである。

これらの行動に現れているように、聴覚と音声は結びついて図6のようなループを作りやすい。このループ自体は人にとって大事なもので、聞いた音を再現して憶えることは学習にとって必要なことである。だが、自閉症の子に見られるようにこのループに入り込んでしまうと他の活動の妨げになる。だから、適当なところで止めておきたいものである。しかし、音声ループは自分の中の記憶に基づいているだけに、いつでもどこでも再生できる。だから、表4に見られるように、ことばを唱えたり、ひとりごとをいう行動について「よくある」の回答が多くなるのである。しかし、人は同時に多くの活動を行うのはむずかしいから、目的的な活動がふえれば、このループは徐々に減っていくことになる。

以上、聴覚過敏について述べてきたことは次の三点にまとめられるだろう。

一　音に対する感度が高い者が多い。
二　感知した音に対しては、回避、没頭、記憶化、他の音には無視の反応が現れる。
三　これらの反応は本人の中に刷り込まれ、自動再生されやすく、他の人には固執反応として映る。
四　記憶された音刺激は音声活動に結びついてループができやすく、これも固執反応として映る。

聴覚過敏とは、これらのうちのひとつだけが突出したものでなく、全体がセットとなり、繰り返される中で強化されるものである。

○視覚の過敏と変化への恐れ

これまで聴覚について見てきたことは、ほぼ視覚にも当てはまる。ただ、視覚とは同時に大量の情報を受け取ることのできる感覚である。また、場面の記憶にも結びつきやすい。そのため感覚過敏についても少し違う様相が現れてくる。

表5　視覚過敏についての回答

番号	項目内容	よくある	たまにある	前にはあった	ほとんどない
7	新しい場所や視界の変化を恐れる	3	14	4	9
8	急に何かを思い出す様子がある	9	13	1	7
9	物の置き場にこだわる	10	14	2	4
10	好きな物のコレクションを作る	15	7	2	6
11	パズルや積木の構成を好む	6	6	8	10
12	文字や図形の記憶がよい	16	7	2	5
13	絵や粘土の造形がうまい	11	3	0	15

視覚についてのアンケート結果は表5のようになった。

７番の項目にあるように、視覚についても、変化を恐れ回避しようとする行動はよく現れる。たとえば、建物や部屋に入るときである。このようなときには非常に大きな景色の変化が生じるので、自閉症者には強い衝撃になる。だから、入っていく場所が本来は恐ろしくなく、結果的には楽しい場所となるときにも、衝撃を恐れて立ち止まることがある。

ただし、日常の流れや学校生活などに慣れてくると全く新しい場面に出会うことは少なくなる。また、自閉症児の親や教師はなるべく変化が生じないように努めてもいる。７番の項目で「よくある」が少ないのはその結果であると考えられる。しかし、入学式や初めての行事のように日常と異なる出来事が起きると、自閉症児はパニックになることが多いのである。

このようなことが起きるのは、視覚の過敏性と視覚認知や視覚記憶のよさがあるからである。自閉症者の視覚記憶のよさはＷＩＳＣ知能診断検査の「積木模様」や「絵の組み合せ」の課題の得点が高い者が多いことにも表れている（ラター・ショプラー　一九八二など）。また、絵画の分野では非常に写生能力が高い者がいることにも表れている（ウィルシャー　一九九三など）。

このように視覚映像が鮮やかに思い出されるため、自閉症児は８番の項目のように、突然、何かを思い出すことが多い。それまでしていたことを急にやめて何かを取りに行き、別の活動を始めたり、その場を抜け出して思い出した場所に向かってしまったりすることがある。また、いまの場面と関係ないことを突然思い出し、泣いたり笑ったり、ひとりごとをいい始めたりすることもある。この場合は、その光景だけでなく音も伴って思い出されることが多い。いわゆる「フラッシュバック」という現象である。視覚記憶が優れていること自体は悪いことではない。しかし、それによって生まれるイメージに捕らわれると、いま目の前で起きている出来事を追跡できなくなり文脈から外れていくことになる。だからあとで述べるように目前の事態を整理し気づかせる工夫がいるのである。

また、視覚が過敏だと、場面の小さな変化にも気づくことになる。まして大きな変化が生じると、強い衝撃を受けて混乱したりパニックになりやすい。だから、なるべく変化がないようにと、９番のように物の置き場にこだわったり、自分の視界を安定した、気に入った状態に保とうとして、10番のように好きな物のコレクションを作ったりするのである。

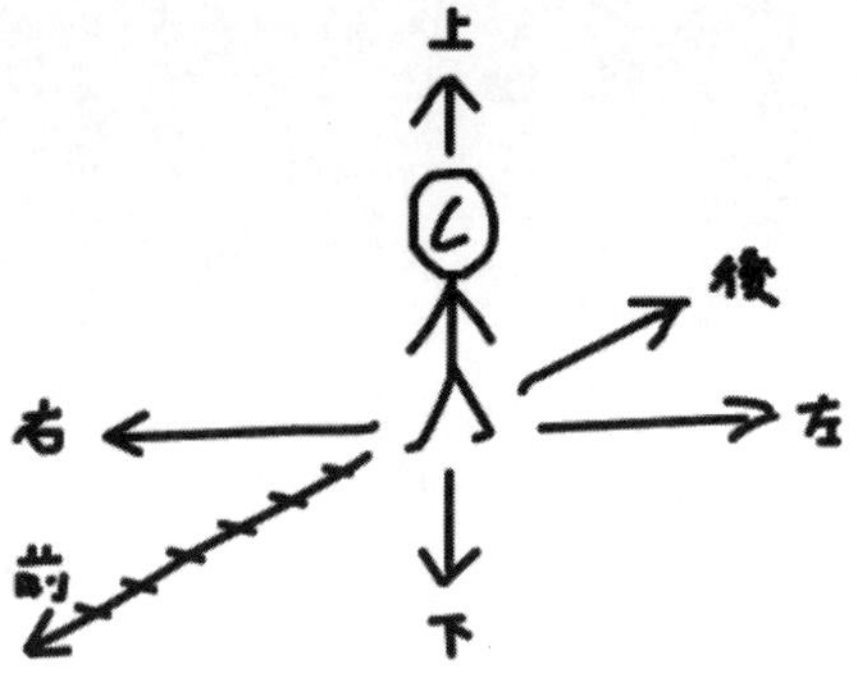

図7　構造化しやすい視覚世界

しかし、このように視覚のレベルが高いことは有利に働くことも多い。11、12、13の項目に示されているように、視覚にもとづく行為は多く、それを好む傾向も生まれやすい。また先に述べたように、このような視覚能力が絵画や造形の分野の才能に結びつき、サヴァン症候群（知的能力全般は低いにもかかわらず突出した能力をもつ人々）に属するようになる者もいるのである（トレッファート　一九九〇など）。

ところで、視覚というものは、上下、前後、左右という三次元の広がりを一瞬にして捉えることを可能にし、また、その空間的な広がりの中で大きさや順序を認識することを助ける働きをもつ（図7）。また、他の感覚と比べて、部分と全体の関係を把握しやすい感覚でもある。だから、あとで述べるように、「構造化」や「見える化」を生み出すものとして、自閉症者にとっても通常人にとっても利用しやすい感覚となっている。また、自閉症者は地図の理解がよい場合が多く、ことばで説明されるよりは地図を通したほうが行動しやすいことが多いのである。

○触覚・味覚・嗅覚の世界

感覚過敏は聴覚や視覚ばかりでなく、触覚、味覚、嗅覚にも、つまり五感すべてに現れる。また、痛覚や、温冷を感じる温度感覚や、皮膚の内側の筋肉感覚にも現れる。しかし、聴覚や視覚と比べると情報を他の人と共有しにくく、また、その反応も外からは確認しにくい。けれども、中でも触覚や筋肉感覚は、常時、自分の体について回るものなので、当人にとっては重要な感覚になっていることが多い。

触覚過敏は物との接触によって生じ、そのときの違和感などによって回避反応として表れることが多い。これは味覚や嗅覚についても同様である。しかし、その感覚に慣れたり対象物の扱い方を覚えることによって回避行動は減少する。そのため、表6に表れているように、これらの感覚については「前にはあった」とする答えが比較的多いのである。たとえば、18番の「食べ物の好き嫌い」は、特定の食べ物を拒否しているあいだは現れるが、受け入れた時点からは消えていく。なお、これらの感覚については、大人が嫌がる物を無理強いしたり不用意に多くの刺激を与えることによって拒否反応を固定化する結果になることも多い（これは1章で示した図2のサイクルに当てはまる）。

また、これらの感覚については、いったん受け入れたあとは、好ましさを発見し、回避的な反応が没入的な反応に転化することも多い。特に水などに対する感覚についてはこの転化が生

表6　触覚・味覚・嗅覚についての回答

番号	項目内容	よくある	たまにある	前にはあった	ほとんどない
14	人に触れられるのを嫌がる	5	10	2	13
15	服の感触などを気にする	4	10	6	10
16	水、砂、泥などに触れるのを嫌がる	3	5	8	14
17	好きな感触（水など）を求めて遊ぶ	10	5	6	9
18	食べ物の好き嫌いが多い	7	4	12	7
19	物のにおいをさかんに嗅ぐ	5	9	4	12

じやすく、それが16番や17番の結果に表れているといえるだろう。

○複数の感覚の統合がむずかしい

ところで、これまで述べてきたのは、視覚や聴覚や触覚など、それぞれの感覚の中での過敏性と鈍感性についてだった。しかし、同じようなことは、複数の感覚のあいだでも起きる。自閉症の人には、ある感覚が表に出てくると、他は消えてしまいやすいところがある。

このようなことは、1章で紹介した、ニキ・リンコさんの「コタツに入ると脚が消える」という現象にも表れている。コタツに入ると、脚は私たちの視界から消えてしまう。しかし、私たちは、触覚や筋肉感覚によってコタツの中に自分の脚が収まっていることを実感する。つまり、異なる感覚同士で認識を補い合っているのである。しかし、ニキ・リンコさんの場合は、それがむずかしく、また、あとで述べるように、身体各部を結びつけることも困難になっているのである。

複数の感覚を結びつけるのが困難になる現象は、聴覚と視覚のあいだでも起きる。以下は、東田直樹さんの、雨の音についての記述である（東田　二〇一〇）。

僕は雨が降ると、まず音に驚きます。みんなは雨の音がすぐにわかるみたいですが、僕は「雨だね」と言われるまで、この音が何で、どこから聞こえてくるのか不安になるのです。だから、雨が降ると音と雨を結び付けようと、じっと雨を見るのです。雨を見ると、今度は雨粒に見とれてしまい、自分がどこにいるのかも忘れてしまいます。次々と降り続く雨粒が、まるで、僕の体をすり抜けて、地面に落ちているかのような感覚に陥るからです。

ここでは、まず音が他の感覚を消し、次に雨粒の様子が通常の身体感覚を消している。自閉症者の場合は、このように、音は音、物は物、動きは動きと、別個に感覚され、それにのめり込みやすいところがあるようである。直樹さんは、このような性質を特に強くもっているようで、人の声についても次のように述べている（同書）。

声は、どこから聞こえてくるのでしょう。それは頭の上からなのか、背中の方からなのか、それとも僕の目の前からなのか、僕にはとても謎なのです。

どうしてみんなが、誰かの声を聞いてそちらに向けるのかわかりません。声が聞こえてくることに気づき、それが自分に言われている言葉だと判断して、すぐに相手に答えられることが信じられません。

自閉症者が特定の感覚世界に入り込みやすいことや状況に即した行動をとりにくいことは、このように、複数の感覚をつなげにくいことが関係しているようである。

○こだわり行動について

以上引用してきた、ニキ・リンコさんや東田直樹さんの例は、自閉症者の中でも特に感覚のあいだのつながりが切れやすい場合である。しかし、これほどではないにしても、自閉症者には、特定の感覚が突出して、そこに入り込み、まわりの状況や人の声を無視して、いまある状態を続けようとする行動が表れやすいようである。それが他の人々には「こだわり」として映るのである。これは、今回のアンケートでは、表７の「関連行動」で、「よくある」「たまにある」の回答が多いことに表れている。

表7　関連行動についての回答

番号	項目内容	よくある	たまにある	前にはあった	ほとんどない
20	出来事の順序や道順にこだわる	11	11	3	4
21	好きなビデオ（YouTube も）を何度も見る	23	5	1	1
22	予定外のことが起きるとパニックになる	7	11	6	6
23	好きなことに夢中になるとやめない	12	12	3	3
24	間違えて憶えてしまうと修正がきかない	4	15	1	10
25	指示対象を見ず指示を聞いていない	6	17	4	3

ここには、21や23の行動のように、特定の感覚にもとづく行為を始めると際限なくそれを繰り返す様子が示されている。また、反復され繰り返された行動は記憶の中に定着し、20や22の行動のように、他と置き換えにくいものになってゆく。そして、24や25の行動のように、方向転換させようとする人の働きかけを受け入れにくくもしているのである。

こだわり行動が起きるのは、この本の第2部で述べるように、自閉症者が共感的な情動をもちにくく、他の人の行動に影響されにくいことも原因している。しかし、同時に、特定の感覚世界に没頭し、他の感覚情報を受けつけ、関連づけにくいことも関係しているにちがいない。中でも、人の声の感知が他の感覚と結びつきにくいことは深刻な結果をもたらす。大人の声が、見る物、行く場所、する行為などと関連づけされにくいと、状況を理解しにくくなるばかりか、言語の獲得も困難にすることになるのである。

しかし、通常の人は、まわりの人々を無視してこだわり行動を続けることはほとんどない。人々が立ち上がれば自分も立ち、動き出せば自分もつられて動く。このような特性があるため、人々の中に溶け込みやすいのである。

○同調行動とミラーニューロン

一方、自閉症児は、遊びや仕事が終わって皆が片づけ始めても、座ったまま、これまでのことをひたすら続けていたりする。また、始業のベルが鳴って、皆が教室に集まり始めたのに、外でひとり遊び続けて中に入ろうとしなかったりする。そして、学習では、教師や他の生徒の模倣をするのが苦手なことが多い。

ところで、最近になって、サルやヒトの脳内には、自分が行動するのでなく、他者がそれ（たとえば物をつかむ）をするのを見るだけで、対応する領域のニューロンが活性化する現象が見られることが明らかになった。それは、まるで鏡に映したように反応するのでミラーニューロンと名づけられたのである（リゾラッティ・シニガリア　二〇〇九、原著は二〇〇六）。そして、この現象は、まさに同調行動や共感反応が乏しいことを特徴とする自閉症の成因にも関連づけて追究されるようになっている（たとえば、ラマチャンドラン・オバーマン　二〇〇七）。

ミラーニューロンの機能障害を自閉症の成因と見なすべきかどうかについては、まだ研究が進行中である。このニューロンの存在が生得的なものか、発達の中で形成されるものか、についても結論が出ていない。ただ、注目すべきは、このニューロンも、見ると反応してしまうわけだから、視覚と運動という、複数の感覚の結びつきによって成り立っているということである。ある感覚が突出すると他は見落としやすい自閉症者の場合、ミラーニューロンの働きが成り立ちにくいことは自然な成り行きであるとも考えられる。また、もちろん、自閉症とはいっても、同調行動や共感反応が完全に欠落しているというわけではない。この本の第３部で述べるように、複数の感覚を結びつけやすいシンプルな環境を用意することが、このような行動の形成を助けるのではないか、と思う。

○感覚と運動のあいだで起きる問題

以上、本章では、自閉症の人たちが抱える感覚の問題について述べてきた。それは、第一に、視覚・聴覚・触覚など、各感覚の中で起きる問題であり、第二に、感覚同士がつながりにくいという問題だった。しかし、さらに、第三の問題がある。それは、感覚と運動がつながりにくい、という問題である。

自閉症の人のように感覚過敏があると、外界から来る刺激に圧倒されて、動きの方が止まりやすい。それは、人々が「はっと息を飲む」状態に近い。自閉症者には、この状態が現れやすく、動作の始動が遅れやすい。そして、ようやく行動を起こすことができると、今度はそれにストップをかけたり、切り替えたりしにくくなるのである。

以上のように、自閉症者の場合は、感覚が運動を抑制することが多いが、ただし、感覚と強く結びついた運動は逆に現れやすくなる、という問題がある。たとえば、すでに述べたように、音の記憶と結びついて、ひとりごとが頻繁に出てきたり、耳を押さえる行為を繰り返したりする。また、筋肉感覚と強く結びついた運動は、その感覚が思い出されるたびに自動的に再現されてしまうことが多い。手をひらひらさせたり、体を揺すったり、飛び上がったり、天井を見て回転する、というような、自己刺激的行動と呼ばれるものである。これらは状況と関係なく現れるので周囲の人には奇異に映るが、当人にとっては、なかなかやめられないものである（この問題については、本年、訳出された、イド・ケダー著『自閉症のぼくが「ありがとう」を言えるまで』（二〇一六）に詳しく述べられている。この著者は、強度の感覚過敏をもっており、また、本書で何度も引用することになる東田直樹さんと同じように、文字盤によって初めて会話が可能となっている。直樹さんとの共通点が多く、学ぶところが多い自閉症の当事者である）。

ところで、以上述べてきた、感覚と運動のあいだの問題は、自閉症の主要な特徴を作っているので、後の章（5章と11章）でも、また触れることにする。

3章　なぜ、人とのかかわりがむずかしくなるのか？

○環境をかき乱す大人たち

前章では、自閉症の人の感覚の特徴について述べてきた。ただし、感覚は、そこに入ってくる刺激の種類によって異なる反応をする。中でも、人にまつわる刺激は自閉症者にとってわかりにくく、特別な意味をもっている。そこで、本章では、この問題を特に取り上げ、考えてみたい。

親や教師にとって、自閉症児は思い通りにいかない子として受けとめられることが多い。思い通りに動いてくれないし、気づいてほしいことに気づいてくれない。しかし、視点を変えて、自閉症児の方から見ると、人というものは物とは比べものにならないくらい思い通りにいかない、やっかいな存在である。物のように同じところにとどまっていてくれないし、また、自然には動かないはずの物の位置を変えてしまう。

これまで見てきたように、自閉症者には感覚過敏という特性がある。だから、環境変化は強い衝撃をもたらすため、彼らはそれを非常に恐れる傾向がある。このことは前章のアンケート結果でも、「物の置き場にこだわる」という項目の該当者が三〇名中二四名いたことにも表れているのである（表5）。しかし、まわりの人々は、恐れているこの環境変化を次々に実行してしまうのである。

もちろん、自閉症の人にも変化を求める心はある。しかし、このように環境をかき乱される経験が重なると、次第に人を避け、人を嫌う傾向が生まれてしまうのである。だから、環境変化を恐れる彼らの特性を配慮したうえでかかわっていく必要がある。

人と物の動きの違いを端的にいうと、物は天変地異がない限り、勝手に動きだすことはない。しかし、人は勝手に動きだし、いつどこにいるかわからなくなる。そして、急に声を発し、自分に働きかけてくる。だから、自閉症の人にとっては全く行動を予想しにくく、不安を感じさせる存在となるのである。

そこで、自閉症の子どもたちは、刺激として安定度の高い、物というものを基準にしてまわりの世界を理解しようとするようになるのである――何がどこにあるか、どこからどこに通じているか、など。これは、人というものを基準にしてまわりの世界を理解しようとする、通常の子どもとは大きく異なるところである、そして、その結果もたらされるのが、コミュニケーションの障害という大きな問題である。

○通常の子どもにとって大人とは？

ではなぜ、通常の子どもは、このように環境をかき乱す大人たちを嫌わないのかというと、ひとつは、自閉症児のような感覚過敏がなく、変化に対してそれほど敏感でないからである。そして、もうひとつ重要なことは、環境変化が彼らの意に反してはいないことが多いからである。前章の最後で述べたように、子どもは通常一歳前より、大人が呈示する対象に共同の注意を向けるようになる。たとえば、親が買ってきてくれたオモチャに注目し、大人の援助のもとで遊び始める。オモチャを動かす親の手を見つめ、それを見習い自分も動かしてみる。こうして、共同の行為が始まるのである。

そして、このような経験の中で、大人の手を借りなければ手に入れることができない、新しい楽しみを発見するので、環境変化を受け入れるようになるのである。また、大人は食物を与えてくれる人であり、身辺の世話をしてくれる人でもある。子どもは大人と共にいることで安心感を得、大人がいないと不安を感じるようになる。しかし、自閉症児は、そうなる前に自分にとって好ましい世界を作り、大人の介入をシャットアウトしてしまう。

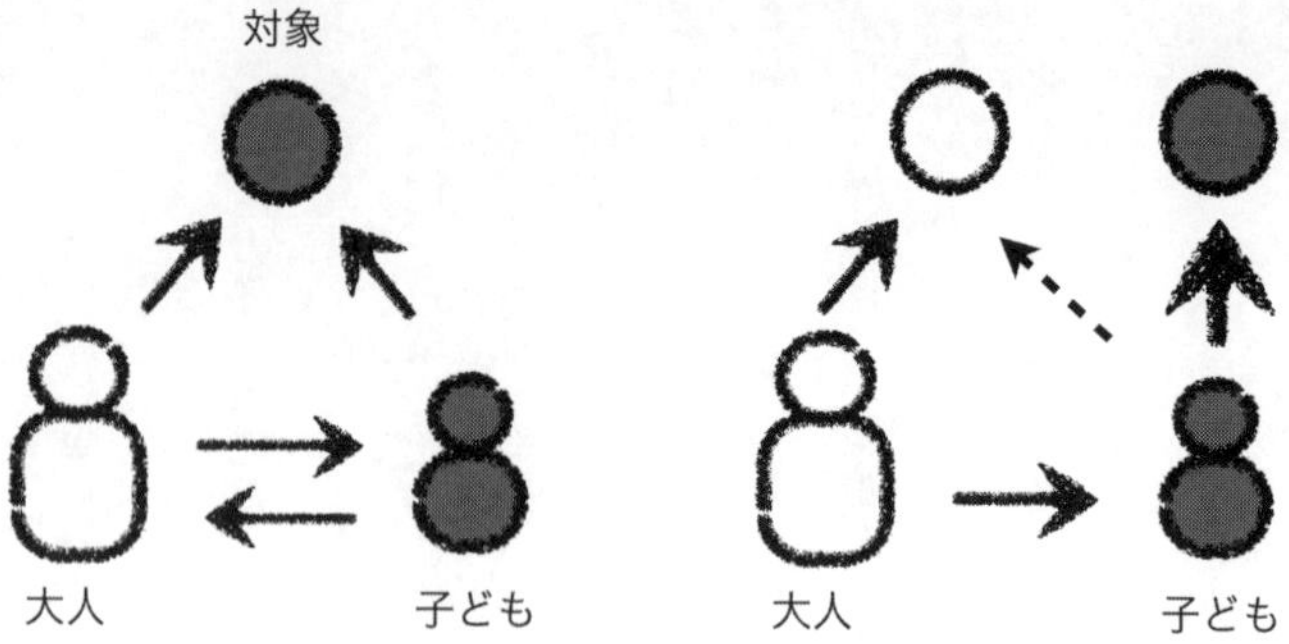

図8　三項関係（左図）とその変型（右図）

○言語の獲得に必要な大人の存在

ところが、このように大人からのかかわりを受け入れず、大人との共同の場を作らないと、コミュニケーションの形成に大きな支障が出てくることになる。

コミュニケーションの基本は、図8の左図のような三項関係が生まれることによって成り立つ。三項関係とは、子ども（第一項）と大人（第二項）が同じ対象（第三項）に注意を向ける状況を作るものであり、通常、満一歳になる少し前に形成される。三項関係の中で、同じ対象に注意を向ける行為を共同注意（トマセロ　二〇〇六など。第二次間主観性と呼ばれることもある。トレヴァーセン　二〇〇五など）といい、相手が呈示する物を見る、指さす物を見る、行きたい方向を指す、物を相手に渡す、相手からもらう、などの行動になって表れる。そして、このような視線や指さしや動作によるやりとりがことばに置き換わり、ほしい物の名をいい、行きたい場所や、やりたいことをことばにしたのが言語であるといえる。だから、共同注意が形成されていないと言語が発達しないのである。ところが、感覚過敏の特性をもつ自閉症児は、自分の感覚に先に入り込んできた事物に敏感に反応し、大人が示す対象に注意を切り替えにくい。また、それを促す大人の働きかけを拒むことになりやすい（図8の右図）。たとえば、前章、表7の25番の項目のように「指示対象を見ず指示を聞いていない」という状態が生まれやすい。そのため、言語の獲得がむずかしくなったり、言語発達が遅れることが多くなる。前章で紹介した、今回のアンケートの対象となった自閉症児の言語の状況（前章表1）も、このことを示している。

ただし、自閉症者は物を基準にして行動する傾向が強いとはいえ、共同注意がまったく欠けているわけではない。そこには個人差がある。アスペルガー症候群の児童は言語獲得というレベルでは大きなつまずきを示さなかった子どもたちである。しかし、コミュニケーションという、より大きな視点からみると遅れは表れているのである。また、言語獲得につまずいた自閉症児たちも、あと（8章）で見るように、その大半が遅れて言語を獲得することになるのである。

○共同行為と「心の理論」

ところで、コミュニケーション発達の過程で、言語獲得の次にやってくる関門が「心の理論」と呼ばれるものである。「心の理論」とは他者の心の状態を推察する心の働きで、人と交渉したり、協力しながら行動するためには欠くことのできないものである。言語獲得の時点では遅れを示さなかったアスペルガー症候群の児童も、ここでは大きな遅れを示すことになる。

「心の理論」は四〜五歳の頃に大きく発達することがわかり、同時に、自閉症者の場合は、この能力が非常に形成されにくいことが明らかになった（Baron-Cohen et al. 1985など）。しかし、「心の理論」が何にもとづいて形成されるか、また自閉症者ではなぜ形成されにくいのか、についてはまだ結論が出ていない。

私自身は、「心の理論」には、共同注意のあとに発達する共同行為がもっとも強く関係していると考えている。「心の理論」が形成される四〜五歳という年齢は、保育園や幼稚園に入り、集団生活や共同行為を体験している時期である。その多くの経験が他者の心を推察するように仕向け、「心の理論」を準備すると考えられるのである。子どもは、共同生活の中で、大人や他の子どもの行動を予想できるようになっていく。そして、「どうして？」とか「どうするの？」ということばによって、たえず人の意図についてたずねる行為が現れる。このように共同行為に参加する中で、子どもは次第に共に行動する人の心を理解するようになると考えられるのである。

自閉症児の場合、集団生活と共同行為への参加がむずかしく、また、「心の理論」の形成も遅い。しかし、集団活動に徐々に参加していくことが彼らのコミュニケーション能力を発達させ、「心の理論」の形成にもつながると考えられる。私が自閉症の研究を始めてから、この四〇年のあいだに、自閉症幼児に対する保育や教育は充実してきた。そして、自閉症と診断される児童の数はふえているが、コミュニケーションがほとんどできないような重い自閉症児の数は確実に減少している。それは、彼らにも共同の場に入る機会がふえてきたからだと思われるのである。

❍人の顔のわかりにくさ

このように、人の動きや人がもたらす変化は自閉症の人にとってわかりにくいものだが、もうひとつわかりにくいのが人の顔である。もちろん、顔が顔であることはわかる。顔にはふたつの目と口と鼻があるから、たとえていうならそのような部首をもった文字記号として顔であることを判別することはできる。しかし、次に、顔の中からそれぞれの人の顔を見分けることができない場合が多い。

人は服を変えたり、髪型を変えたり、めがねをかけたり外したりする。そのことによって生じる色や形の大きな変化と比べて、顔の中の微妙な違いは自閉症の人の感覚に訴えるものが

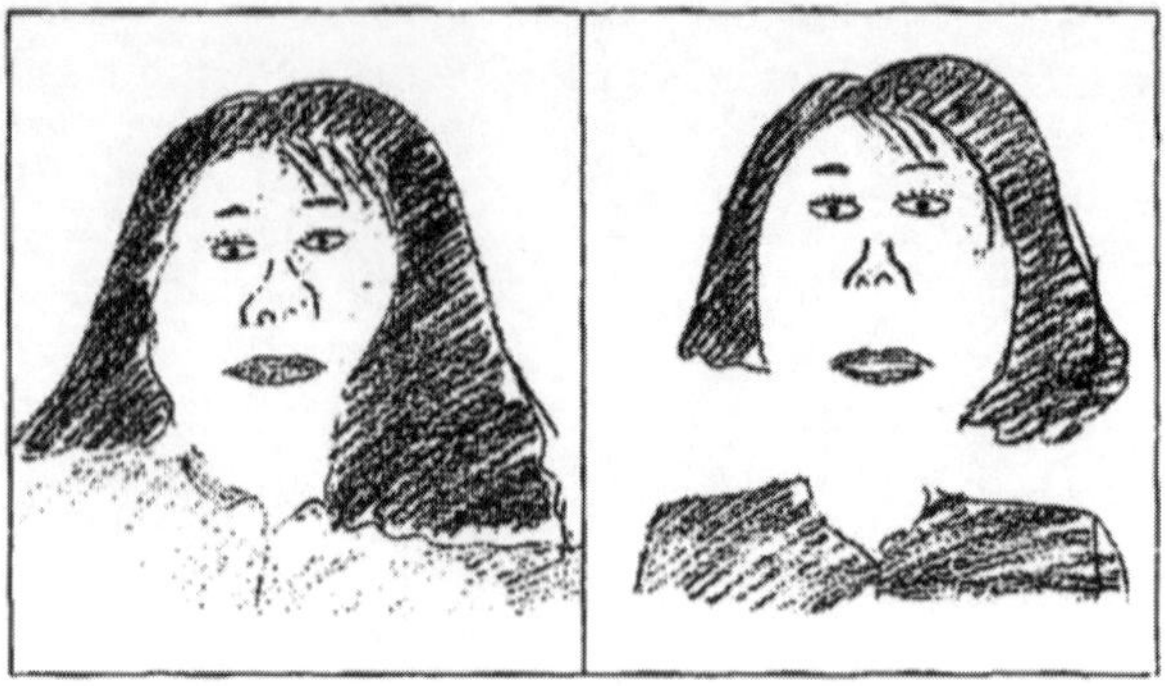

図9　自閉症児が描いた二人の女子大学生

小さいのかもしれない。図9は、ある自閉症男児が二人の女子大学生を描いた絵（実際はクレヨンで多くの色を使って描かれているが、ここでは単色で示している）である。見ると、髪型や服の色や形は異なるが、顔の中身は基本的に同じである。

自閉症者の中にも顔の見分けができる人もいるのだが、できない場合が意外に多い。この本の中ですでに引用した、ドナ・ウィリアムズ、ニキ・リンコさん、東田直樹さんは顔の見分けがほとんどできない。見分けができるのは、家族など、ごく少数の人に限られているのである。

○なぜ見分けにくいのか？

人の顔は、ひとつひとつの造作が異なるだけでなく、その配置や顔の輪郭などが異なる。しかし、それぞれをとってみると個人差はあまり大きくなく、似ている場合も多い。むしろ、全体の組合せが、その人らしい顔を作っている、といえるだろう。人々は瞬時に、その組合せの妙を感知し、人の顔を区別しているのだろう。

しかし、自閉症の人は、目、鼻、口など、ひとつひとつの感覚印象に動かされてしまい、それらを統合して全体としての顔のイメージを作ることがむずかしくなる。ドナ・ウィリアムズは、来日時の講演の中で、人の顔が見分けにくいことについて、ある工夫をするようになったと話されていた。それは、視線を相手の顔から少しずらしてみる、という方法である。そうすると、各部の印象から解放されて全体が見やすくなる、とのことだった。

人の顔は光や角度によって微妙に変わるし、表情変化によっても大きく変わってしまう。だから、ある瞬間の顔を非常に鮮明に覚えていることは、別の瞬間のその人の顔と同一であることを知るうえでは妨げになりかねない。このように人の顔を見分けるのは簡単でないから、通常の人でも人まちがいをすることはよくある。そこで、見知った人かもしれないと思うと視線を投げかけ、相手も視線を返してくることで、その人と特定できることが多いのである。

ただし、それぞれの人は、特定の時間や特定の場所で登場してくることが多い。それが繰り返される中で、次第に相手の顔をはっきり見分けることができるようになる。だから、自閉症の人も、このような条件が満たされている家庭や学校では人を識別しやすくなるのである。

ところで、人の顔の見分けができたとしても、表情変化に気づくとは限らない。自閉症の人は、顔の動きを追跡することが少ないのである。

しかし、人の顔は、見続けることで、その意味が現れてくることが多い。目の動きが興味の対象を示し、表情変化が感情を表す。だから共同注意の場面（図8）で、通常の子どもは、他の人の動きだけでなく、表情変化も手がかりにして行動を進めているのである。

4章　つながりにくい記憶と時間

○部分と全体が結びつかない

これまで述べてきたように、感覚過敏があると特定の刺激が強調されて部分と全体を関係づけにくくなる。前章で述べた、顔の見分けのむずかしさはその一例である。しかし、この問題が及ぶ範囲は広く、自閉症者のあらゆる認知や行動に関係しており、自閉症という障害の核心を作っているともいえる。

この問題について、東田直樹さんは次のように述べている（二〇〇七）。

　みんなは物を見るとき、まず全体を見て部分を見ているように思います。しかし、僕たちは、最初に部分が目にとびこんできます。その後、徐々に全体が分かるのです。

そして、さらに次のような具体例を示している（二〇一〇）。

例えば、蝶を見ます。すると、蝶と判断する前に、蝶の羽の白い色が目の中に飛び込んでくるのです。目で見ているものは蝶なのに、頭の中は白い色でいっぱいになります。……その後、すぐに全体に目がいくので蝶だと認識します……。

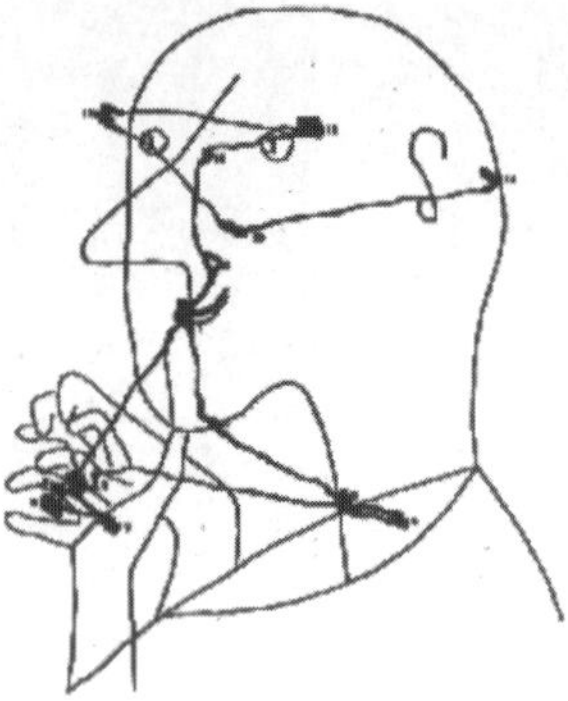

図10　視点移動の例

視覚とは、外部のものを写真のようにそのまま映し取る働きだと考えてしまいやすい。だから、部分に目が行きやすい自閉症の人は視野が狭いのだと考える人も多い。だが本当は、視覚とは、そのように一瞬に成り立つものではない。時間経過をともなって行われるものである。視覚の研究では、物を見るとき、人の視線は高速で動き、また注意の範囲も移っていくことがわかってきている（図10はその一例）。自閉症の人は、感覚過敏のために、この経過の中に異変が生じているのである。

通常の人は、視界の中の様々な刺激に次々に注意を向け、それらをまとめて全体像を作る。

ひとつひとつの刺激の影響が比較的小さく同等だから、それができるのである。だが、自閉症の人の場合は、特定の刺激から強い衝撃を受け、それが尾を引く。だから、次に切り替わりにくく、後続のものと結びつけて全体像を作りにくいのである。だが、さらに時間がたつと、衝撃から抜け出し、前後の刺激を取り入れ、全体像が見えてくる。直樹さんの先の文では、最初に「蝶の羽の白い色が目の中に飛び込んで」全体が見えなくなるのだが、その後、「すぐに全体に目がいくので蝶だと認識」できるのである。

❍感覚過敏と時間と空間

ところで、部分と全体を関係させるのは、時間的変化の中でおこなう場合と空間的な広がりの中でおこなう場合がある。感覚過敏があるとどちらもむずかしくなるのだが、空間の方が対処しやすいところがある。というのは、人の視覚は広い範囲の空間を同時に視野の中に収めることができるので、その中のどこかに視点を誘導することができる。注意すべき方向や範囲などを強調することもできる。このことは、２章の図７に示したとおりである。

しかし、時間の場合は、感覚の対象が次々に消えてしまう。音の場合もそうだし、行動や出来事の場合もそうである。だから、目の前にとどめて、部分と全体を関係づけていくのがむずかしくなるのである。このような事情があるため、時間は空間に置き換え、全体を見渡しやすい形にすると理解されやすくなることが多い。時計やカレンダーはその代表例である。この本の後半で取り上げる、視覚的構造化という方法の基本もこのようなところにある。

○「順不同の静止画像の集積」

1章で述べたように、感覚過敏があると、特定の映像だけが鮮明に記憶化されることが多くなり、その前後の映像を被い隠すことになる。そのため、出来事の時間的順序がわかりにくくなり、場合によっては過去から未来へという時間の流れさえもわからなくなってしまう。

ニキ・リンコさんは、記憶のこのような状態を「順不同の静止画像の集積」と名づけている（二〇〇五）。そして、時間的順序に従い、それらを並べ直してみても、静止画は動画になってくれない。彼女は、この様子について次のように述べている。

アニメにはならず、紙芝居か、さもなければ漫画になる。

ということは、コマとコマの間で、いろいろと見のがしているとしか思えない。

通常は、この「見のがしている」部分が接着剤になって出来事はつながり、ストーリーになるのだが、それがむずかしくなっているのである。

○名詞とくらべて動詞が学びにくい子どもたち

このように、まわりの世界を静止画的に捉え、動画的に捉えられないと、ことばの学習にも差し支えが生じてくることがある。名詞はまわりの世界が止まった状態でも、形を見分け、それに名前を付けていけばいいから学びやすいが、動詞は対象が動き、次々に変化していく状態を表すから学びにくくなるのである。

私がかつて自閉症児と知的障害児と就学前の幼児を対象におこなった検査で、このことは強く表れていた（熊谷　一九八六、一九九三）。その検査では、物や動物が描かれたカードの絵を見せて「これは何ですか?」、動作を表す絵カードを見せて「何をしていますか?」と聞いた。自閉症児の結果は幼児や知的障害児とくらべて、名詞カードの正答は一番多かったのに、動詞カードの正答は一番少なかったのである。自閉症児も発達すると正しい動詞を使えるようになる。しかし、文を理解したり物語を理解したりと、さらに長い時間的変化を捉えることが求められると学習がむずかしくなる者が多いのである。

○記憶を作る点と線

時間というものについて東田直樹さんは次のように書いている（二〇〇七）。

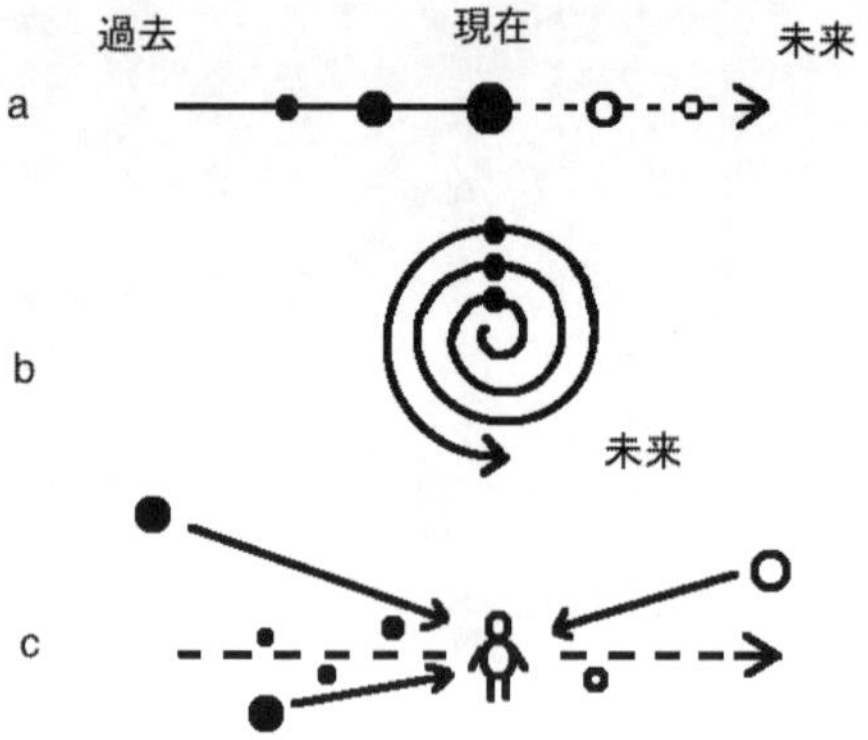

図11　通常者の時間（a、b）と自閉症の人の時間（c）

よくは分かりませんが、みんなの記憶は、たぶん線のように続いています。けれども、僕の記憶は点の集まりで、僕はいつもその点を拾い集めながら記憶をたどっているのです。

通常の人の記憶と自閉症の人の記憶の違いをわかりやすくするため絵にして表すと、図11のようになると考えられる。通常人は、自分にとっても周囲の人にとっても重要な、現在の出来事に意識を集中し、また、それと関係する過去と未来の出来事に意識を向けている（図中のａ）。そして時間が経過すると、その次の過去・現在・未来の時間の方へとシフトしていく。また、日常の中には繰り返しが多いので、繰り返しの中の同じようなところに来たときに前回の記憶と照らし合わせるのである（図中のｂ）。このような切り替えと関係づけが可能となるのは、それぞれの出来事の記憶が、極端な強弱の違いなく一望しやすいように配置されているからである。また、出来事は、仕事や遊びや学習などを共にする他の人々と同じ視点で価値づけられ、終わったものから忘れられていく。

しかし、自閉症の人の場合は、このような切り替えが起きにくい。遠い過去の出来事も、最近の出来事と同じような鮮度で保たれていることが多く、それらのつながりも見出しにくい（図中のｃ）。だから、過去の記憶が現在の出来事への注意をそらしてしまうことがある。また、気にかかる未来の出来事で心がいっぱいになることもある。だから、時間軸というものができにくく、直樹さんのことばを借りると（二〇一〇）、記憶と記憶のあいだを「バッタのようにピョンピョンと跳びまわっている感じ」になるのである。

○トラウマとフラッシュバック

ただし、通常人の場合でも記憶の中の一点が他から独立して拡大することがある。それは衝撃的な事件を経験した場合で、それがつらい記憶の痕跡となる場合をトラウマといい、ついさっき起きたことのように鮮明に思い浮かぶ様子をフラッシュバックという。また、このような経験が病理現象になっている場合をＰＴＳＤ（心的外傷後ストレス障害）という。自閉症の人の記憶は、これらの記憶の様相に似ているといえるだろう。ただし、通常の人のこれらの記憶は、恐怖や感動など強い感情を伴っていたり、人生上の大きな出来事として位置づけられている。もちろん、自閉症の人の記憶も、このような意味づけがなされていることもあるのだが、そうでない場合が多いのである。

自閉症者の場合、なぜ特別な意味づけがなされていなくても強く記憶に刻みつけられるのかというと、そこには感覚過敏という特性が働いているからである。強い感覚印象は本人の意思とは関係なく強く残り、いつでもどこでもよみがえってくる。だから、自閉症の当人も、実は、このことに戸惑っていることが多いのである。

一般には、すでに終わった出来事は、いま目の前にある出来事とくらべて重要でないと考えられやすい。しかし、別の見方をすると、眼前の出来事は時間の経過と共に消え去っていくが、頭の中にある出来事は本人に付いてまわり、いつまでも居すわり続ける。だから、本人にとっては、それによって心を占領されてしまう、やっかいな世界になるのである。

しかし、いくら記憶が鮮明だからといっても、現在している活動を押しのけてまで常時居すわり続けることはむずかしい。記憶自体は払拭できないにしても、活動を生み出すことがそれから解放されるための方法になる。自閉症者の療育の歴史では、かつては、本人の中に根付いてしまった、こだわりや問題行動自体に働きかけ、それを取り除こうとする方法がとられることが多かった。しかし、それで成功することは少なく、むしろ、他の行動を形成していくことが、それらの行動を減らすのに有効であることが多いのである。

◯通常と異なる記憶システム

ちなみに人の記憶は、その保持時間によって、次のように三種類に分けられている。

- 感覚記憶（数秒以内）
- 短期記憶（数十分以内）
- 長期記憶（基本的に一生涯）

感覚記憶とは、刺激が生み出した感覚印象がそのまま残っている状態の記憶である。次の短期記憶は、私たちが最もよく使っている記憶の形で、いま活動していくうえで欠くことができない記憶として保持しているのだが、時を経ると、そのほとんどは消えていく。その一部だけが長期記憶へと移行していくのである。

では、どのようなものが長期記憶になるのかというと、特に意味があって憶えておかなければならないことや強い感情を伴った出来事などである。ところが自閉症者の場合は、このようなフィルターにかけられることなく、過敏な感覚のもとに入り込んできた情報が無差別的に長期記憶化されているようなところがある。自閉症者の記憶には、膨大な数の人名、電話番号、事件記録などが書き込まれていることがよくある。また、数十年間のカレンダーを記憶している者がいたり（熊谷　一九九一、一九九三など）、一度だけ聞いたメロディを憶え、ピアノで演奏できる者もいる。このような記憶の特性がサヴァン症候群（全般的には知的障害を示しながら突出した才能をもつ）の人々を生み出しているのである。

○出来事でなくカレンダーで時間を意識する

ところで、このような記憶力は利用できる場合がある。それは、カレンダーや時計を用いて時間を意識する方法である。

時間経過を知る方法はふたつある。ひとつは行動や出来事の中で知る方法で、通常の人はこれにもとづき時間を意識することが多い。たとえば、仕事がどこまで進んだとか、どこに行ったとか、誰に会う、というような経験の中での意識である。もうひとつは、このような自分自身の経験でなく、時計やカレンダーの中での位置の移動によって時間を意識する方法である。そして、自閉症者は、この方法を用い、時計やカレンダーの上で「いま」と「さっき」と「これから」を位置づけていることがよくある（一方、ことばでの「いま」と「さっき」と「これから」はイメージしにくいことがよくある）。このように、自分の行動でなく、外にある物を基準にして時間の進行を知ることは多く、たとえば列車の時刻表にもとづき、「しらさぎ55号」がいまどこの駅に向かっている、というような情報で時間を確認している者もいる。

実際、自閉症支援の現場では、カレンダーや時計やタイマーなどを用いて予定や仕事の区切りを伝える方法をとっていることが多い。また、現代の社会では、人は同じ場所で生活を共にし、出来事を共有することが少なくなっている。その結果、万人が共有する時計やカレンダーで時間が計られることが多くなっている。しかし、人と人が直接かかわりながら生活するには、共に行動の中で時間を実感できることが望ましいだろう。

❍ワーキングメモリーが働きにくい

ところで、このように多くの物事を記憶できるということは有利に働くこともあるが不利に働くこともある。不利に働く場合は、忘れることができないということによって起きる。

現代の心理学は、この「忘れる」という記憶の働きに積極的な意味を与えるようになっている。それがワーキングメモリー（作業記憶）という概念である（バッドリー　一九八八など）。私たちは、たとえば計算したり読書したりするときにワーキングメモリーを活用している。計算しているとき、すでに答えのでた部分の計算過程は忘れた方がいい。その方が、次の計算過程に入っていきやすいからである。また、読書するときには、すでに読んだ部分は一字一句残っている必要はない。大筋だけ残して先に進んでいけるから長い文章が読めるのである。だが、自閉症者は、この、忘れては次に進むという作業ができなくなることが多い。そのため、仕事をするとき残存物がたまりやすく、スムーズに先に進みにくくなるのである。実際、自閉症の人の中には、途中経過にこだわって、仕事をするのに時間がかかる場合が多い。また、前後の文脈を大筋でつかむことがむずかしいため、長い文章を読むのが困難になる。たとえば、この本で何度か紹介した東田直樹さんは、自分では文章を書き、何冊も本を出しているにもかかわらず、人が書いた本は今でもほとんど読むことができないらしい（東田・東田　二〇〇五など）。自分の文は、自分の中に貯えたイメージにもとづき少しずつ作っていくことができるが、人の書いた文章は文字の長い連なりをたどり文脈をつかみながら全体の意味を作り上げていかなければならない。そこではワーキングメモリーの働きが非常に重要になるのである。また、それがうまく働かないと、読み書きや計算について学習障害（ＬＤ）が発生することもある。

しかし、このように忘れる過程を含みながら読むのとは反対に、長い文章や物語を丸ごと憶えてしまうことができる自閉症者もいる。私がかつて出会った自閉症の少年は、ほとんど人と会話できないにもかかわらず、複数の物語を丸おぼえし、記憶にもとづいてノートに書き写すことができた（熊谷　一九九三）。また、自閉症者は、自分が書くものについては、詩の形を好む場合が多い。詩は、散文のように長い文脈を通して意味を伝えるのでなく、空間的に一望できる形で意味を伝える側面が大きいからである。おそらく、このような理由のため、ドナ・ウィリアムズの著書にも（一九九三、二〇〇一など）、東田直樹さんの著書（ほとんどすべて）にも、多くの詩が登場しているのである。

また、通常の人々のあいだで用いられる家訓とかモットーと呼ばれるものも、長い文章ではなく、短い文で箇条書き的に書かれている。自閉症者の行動指針も、「〜します。〜します」と箇条書きで書く方が望ましく、実際にそのようにして用いられていることが多いのである。

◯過去イメージと未来イメージ

ところで、感覚過敏があり、自分の中に貯め込んだ鮮烈なイメージに引きずられて生きていると、未来に向かうときには不利になることが多い。というのは、未来というのはまだ現前していない世界だから、あいまいな像としてしかイメージできないからである。すると、普段、鮮明なイメージに動かされながら生きている自閉症者にとって、そのような世界は立ち入りにくいものになってくる。また、感覚過敏をもつ自閉症者にとって環境変化はあまりにも強い刺激になるので、記憶のままの環境を保とうとし、それを壊されまいとする。だが、このように過去イメージにこだわっていると、いま現在、周囲で起きている動きには目が行きにくくなる。

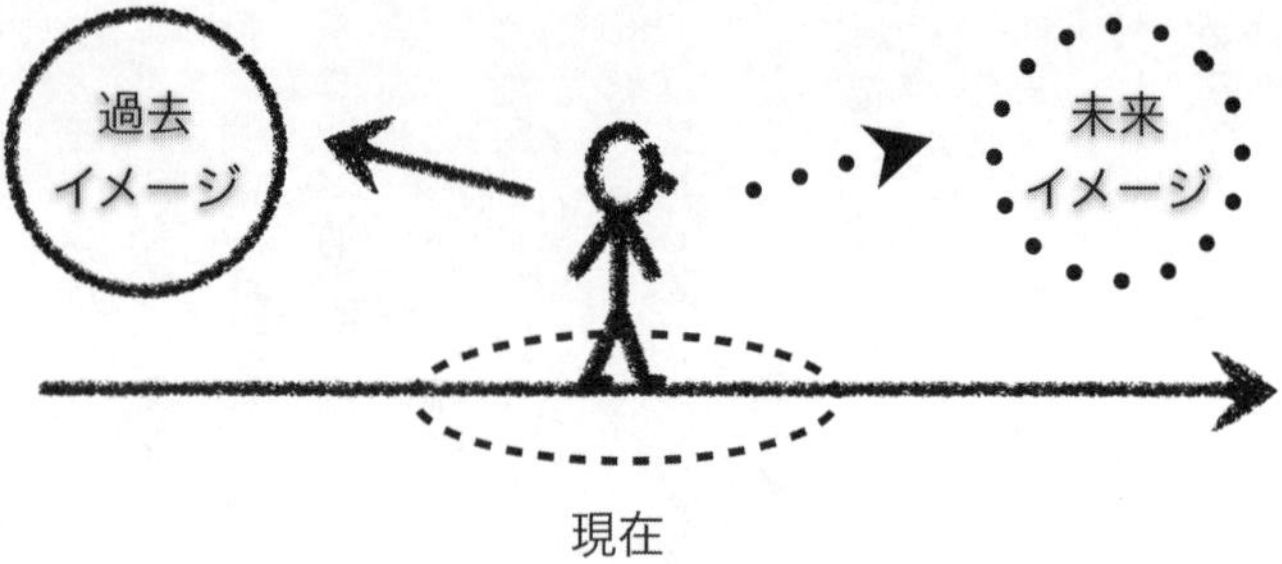

図12　過去や未来のイメージにより現在の状況を見落とす場合

ここで、現在、置かれている状況について見落としが生じやすくなる心理状態についていうと、ふたつの場合が考えられる。第一は、過去のイメージにとらわれている場合であり、第二は、現在の状況を確かめることなく未来イメージに向かい突き進んでしまう場合である（図12）。そして、私見では、前者は自閉症の人に現れる場合が多く、後者はＡＤＨＤの人に現れる場合が多い。自閉症とＡＤＨＤの境界は判然としにくいが、このようなところに違いがあるのではないか、と思う。

自閉症者は、先ほど述べたように、過去イメージが残りやすい。それが新しいイメージを作るのをむずかしくするのである。一方、ＡＤＨＤの人は、早のみこみで未来の方向を決め込み、あいまいなイメージのもとで行動をどんどん先に進めてしまうところがある。その結果、先立つ状況について十分な注意を向けておらず、準備不足だったり、なすべき他のことを忘れたりと、問題を起こすことが多い。

ＡＤＨＤの人は、状況を見落としやすいという点では自閉症の人と共通している。また、強いイメージを抱きやすく、それにもとづき行動する点でも自閉症者に似ている。そこには、ある程度、感覚過敏が関与しているのではないか、と思う。だから、同一人物が自閉症とＡＤＨＤの両方の診断名をもらうこともよくある。しかし、ＡＤＨＤの人は、環境からの刺激を未来イメージへとつなげ、また、環境変化を恐れない、という点で自閉症の人と異なる。つまり、自閉症の人は過去イメージにとらわれ、受動的になりやすいが、ＡＤＨＤの人は、未来イメージにもとづき能動的になりやすい。ただし、過去イメージも未来イメージも外部からの刺激がもとになって作られるから、自閉症の人もＡＤＨＤの人もそれに動かされやすい点で共通しており、同じ人が両方の特性をもっていることもありうるのである。

なお、自閉症でも、ＡＤＨＤでも、多動傾向を示す人が多い。これも一見、類似したところだが、その原因は異なる。自閉症の人は外部刺激やそこから生まれたイメージに動かされて多動になることが多いが、ＡＤＨＤの人は、実現したいことのイメージが事前にあって多動になることが多い。やはり、自閉症者の方が環境に対して受動的なところが大きく、ＡＤＨＤの人の方が能動的なところが大きいのである。ただし、その差は相対的なので区別がつきにくく、相互に移行する場合もある。

○感覚過敏と創造性

実は、創造性に富み、天才的な能力を示す人の中には、幼い頃にＡＤＨＤや自閉症の症状を示した者が多い。前者の好例が発明家のエジソンであり、後者の好例が理論物理学者のアインシュタインである（熊谷　二〇一五）。

創造性とは、まだ世にないものを、かすかなイメージをふくらませ、明確にする中で、ついに現実のものにしてしまう行為を示している。だから、すでに厳然として存在するものにとらわれていると、かかわれない世界である。だから、過去イメージにとらわれやすい自閉症の人は、そのままでは創造的な行為に入れない。しかし、未来イメージも無から生まれるわけでなく、すでにある過去イメージを手がかりにしている。そして、この手がかりを発見するには、鋭敏な感性が必要であり、また、一度つかんだイメージを保持し、あたためていくことができなくてはならない。この点では、感覚過敏の特性が強い自閉症の人や、それに準じる特性をもつと考えられるＡＤＨＤの人は有利である。

実際、自閉症の人にも、創造的な活動が芽生えることはある。この本で何度か引用したドナ・ウィリアムズはピアノが弾けるようになると、まもなく、独力で作曲を始めるようになった（一九九三）。また、東田直樹さんは、文章が書けるようになるとまもなく、詩を書き、物語を書くようになったのである。

過去イメージと未来イメージは相互に転換する。そして、自閉症の人もＡＤＨＤの人も、通常の人たちと比べ、頭の中にイメージを貯え、それに動かされやすい特性をもっている。それは、現在の状況を見落とし、彼らを共同的な活動から外す危険もはらんでいるが、同時に創造的な行為へと道を開く可能性もはらんでいるといえるのである。

5章　心と体のかみ合いにくさ

○バラバラな身体各部

自閉症者は、感覚過敏があるため、時間についても空間についても外部の世界を統合しにくい。しかし、統合しにくいのは外部世界だけではない。自分自身の身体各部も統合しにくい、という問題が生じて来やすいのである。

1章で述べたように、ニキ・リンコさんには、コタツに入ると脚が消えるという、奇妙な現象が起きる。つまり、見えている自分の上半身と、見えなくなった下半身がつながっているという実感がなくなっているのである。また、私も参加した、ある講演会で彼女が話されたことだが、原稿を書いているうちに、いつのまにか体が大きく傾いてしまい、気がつくと椅子から床に転がり落ちていることがあるらしい。つまり、原稿執筆のために指先を動かしているあいだに、体幹の方の感覚が消えていたのである。

このように身体をバラバラに感じる経験は自閉症者にはよくあるものである。また、当人はそれを意識していなくても、他の人から見ると身体イメージが欠けていることがわかることがある。それは、かくれんぼ遊びをしているときである。自閉症の子は、外から見ると身体の一部が丸見えの状態で隠れていることがある。また、体操で、自分の身体全体を見本となる人や他の子と合わせることがむずかしくなる。

東田直樹さんは、自身の身体感覚について次のように書いている（二〇〇七）。

手足がいつもどうなっているのかが、僕にはよく分かりません。

僕にとっては、手も足もどこから付いているのか、どうやったら自分の思い通りに動くのか、まるで人魚の足のように実感の無いものなのです。

そして彼は、自分自身のこのような状態を「まるで借りて来たロボットの中にいるよう」と述べている（東田・東田　二〇〇五）。

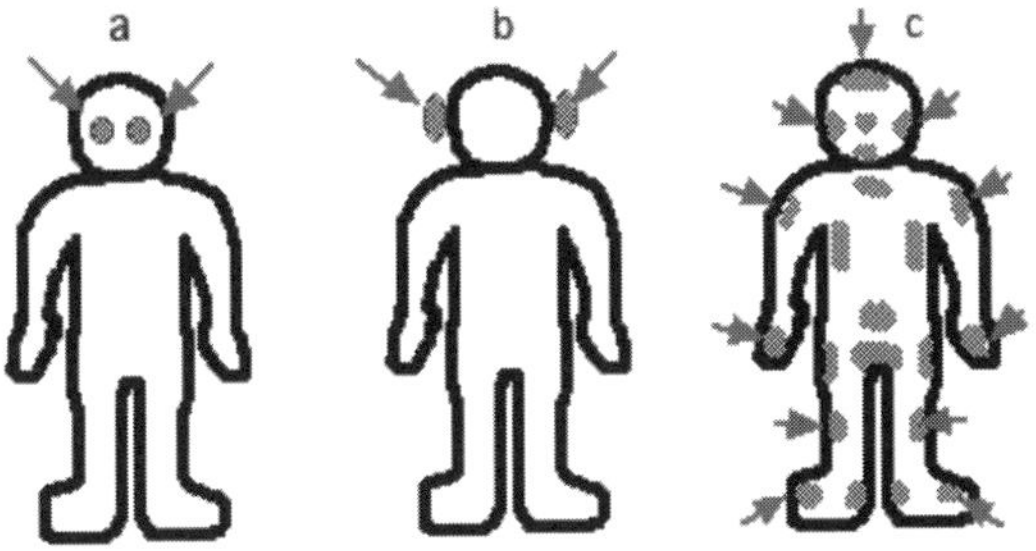

図13　視覚（a）、聴覚（b）、触覚（c）の感覚器の配置

○なぜ身体各部は統合しにくいのか？

なぜ、このようなことが起きるのか？　その原因として以下で説明していくようなことが背景にあると考えられる。図13を見てほしい。

触覚や筋肉感覚は、視覚や聴覚とは異なる感覚器官の特徴をもっている。視覚と聴覚の刺激は、目と耳という、身体の中で限られた領域を占める器官によって、集中管理されながら取り入れられる。目も耳も左右一対となっているが、脳の中では統合されて感知される。これに対して、触覚や筋肉感覚に対応する感覚器官は全身に分布している（図では、それを大まかに示している）。そして、その各器官が感知した刺激も、図14の左図に表れているように、脳の中の別々の皮質領域で受容される。また、運動を起こすときには、身体各部の筋肉に対応した脳部位（図14の右図）の指令の下で動きが生じる。人の脳は、それらの動きを前頭前野で統一する働きをもっているが、感覚過敏があるとそこでの接続がむずかしくなると考えられる。

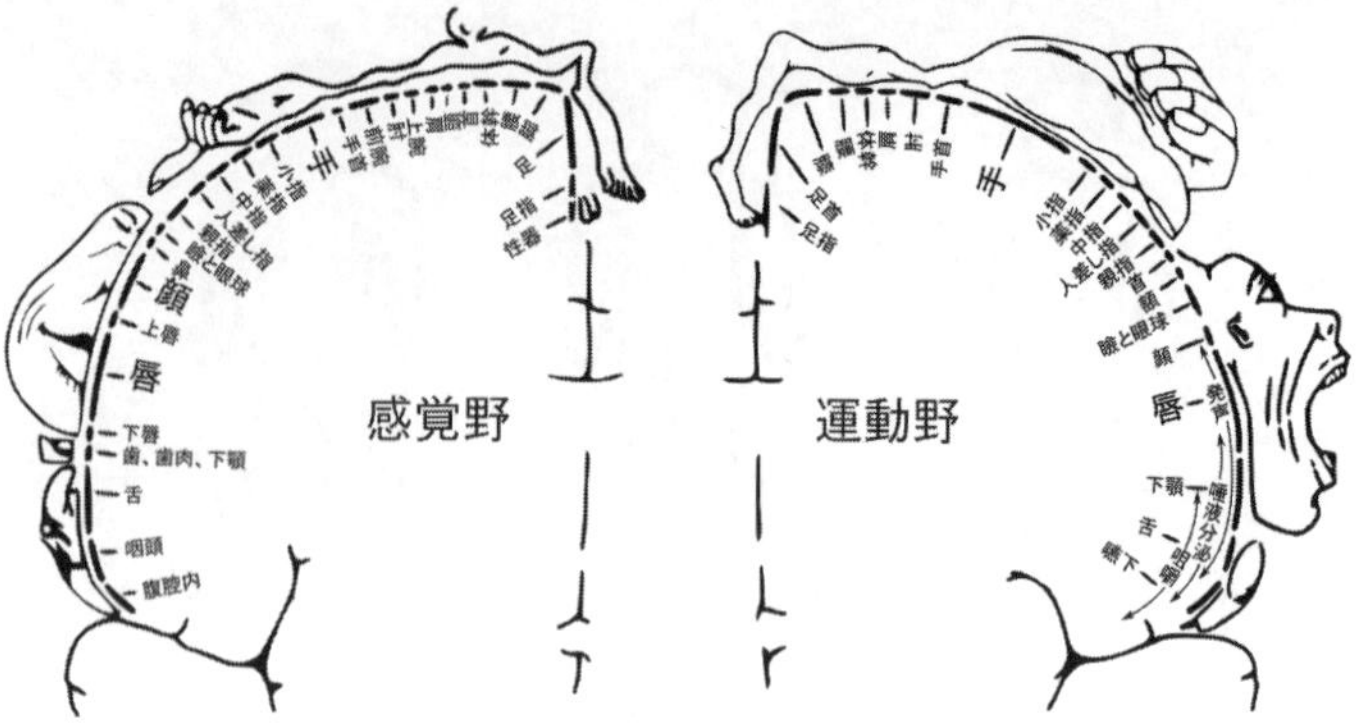

図14　大脳皮質での身体各部との対応領域

つまり、身体や運動の感覚は、視覚や聴覚よりも一体化しにくい特性をもっている。だから、ある感覚が表に出ると他は隠れてしまいやすい。自閉症の人のように感覚過敏があり、身体の特定部位からの感覚に強い影響を受けやすいと、全体的な統一感は保ちにくく、直樹さんがいうように、たとえば人魚の足をもつように、自分のものとして感じにくくなってしまうのである。

このような特性から、自閉症の人が苦手とするようになるものの代表が縄跳びである。縄跳びでは全身を一体化させ、一定リズムで跳躍しなければならないうえに、それを縄の回転の動きに合わせなければならない。そのため、他の運動では遅れが表れにくい自閉症児の場合でも、縄跳びに限っては適応できない場合が多い。

○「自閉症の僕が跳びはねる理由」

しかし、実は、自閉症の人たちは、このようにバラバラになった身体感覚が一体のものとなるように、自ら努力してもいる。

見出しに用いたのは、東田直樹さんの主著（二〇〇七）のタイトルである。彼はNHK総合で何度か放映されたテレビ番組でも映し出されていたように、時々、両足で大きく地面を蹴って跳び上がり、その間に両手を打つ動作を繰り返す。それは、跳び上がるという、身体全体を同時に使わなければならない動作をすることでバラバラになっている感覚を一時的に取り払い、一体感を取り戻そうとしているのではないか、と思う。彼は、このことについて、別の本（東田・東田　二〇〇五）の中では次のように書いている。

それは、跳んでいる時には、自分の体の部分がよくわかるからだと思います。手を叩けば、ここが手。飛び跳ねれば、ここが足。というふうに。

跳びはねる行為に関していえば、自閉症者は、大人でも子どもでも、トランポリンを好む者が非常に多い。トランポリンに乗り跳躍する動きは、直樹さんが路上や床の上で跳びはねるのと同様の効果を生む。彼らは、トランポリン上で身体の一体感を得ることの快感を知り、自らそれを再現しようとするようになったと考えられる。

また、中には、跳び上がるのでなく、反対に、まず高いところに上り、その後、飛び降りる動作を繰り返す自閉症児もいる。これも、空中に向かって飛び出し、落下する中で身体全体の一体感を味わえるためと考えられる。また、そのとき、全身が受ける空気の感覚も好まれるのではないだろうか。自閉症者の中には、毛布で全身をくるんだり、水の中に浸かるのを好む者も多い。それらは体の一部でなく、全体に刺激を及ぼすために好まれると思うのである。

○外部刺激から解放されたい

それから、自閉症者が跳びはねたり飛び降りたりするのにはもうひとつの理由がある、と思われる。それは、そうして大きく体を動かすことによって、意識が外部のわずらわしい刺激から解放されて自分自身に向き、自分を取り戻すことができるから、という理由である。自閉症の人々は、感覚過敏をもつため、外部からの刺激を通常よりも強く感じ取っている。だから、じっとしていると、その圧力が強まり、脅威となる。しかし、自分の体全体を大きく動かすと外部刺激は攪乱して弱まり、世界の中心は自分の方に移るのである。

このことについては、１章で紹介した、ドナ・ウィリアムズの取材番組の中に興味深い場面があった。それは、彼女が家の中に吊られたブランコに乗り、大きく揺するシーンである。彼女は外の世界からあまりにも多くの刺激や情報を取り込んでしまったあと、ブランコに乗って心を安めるとのことだった。ブランコの規則正しいリズムに自分を溶け込ませることによって気持ちを和らげているらしい。

トランポリンと同様に、ブランコが好きな自閉症児は多い。それらは、圧力をかけてくる外界から彼らを解放し、心と体を取り戻す働きを助けているると思うのである。

○行動コントロールのむずかしさ

2章の最後で述べたように、外部刺激の圧力が強いと、それに圧倒されて受動的になり、自分自身の動きは作りにくくなる。自閉症の人にもパニックや多動が現れることがあるので動きは多いように見えるが、それはどのように行動したらよいかわからなくなった末に強引に始められた、目的の定まらない行動である。だから、できることなら、自分の動きとそれに対応した外界の変化をしっかり関連づけて行動を進めてゆきたいものである。

行動するとは、外界に変化を生み出すことである。しかし、自閉症の人は、前章でも述べたように、変化のイメージをもちにくい。今ある状態から強い刺激を受けると、それは感覚の中に強く残って固定的なものになりやすい。では、どのようにすれば、変化のイメージをもち、動きだすことができるだろうか？

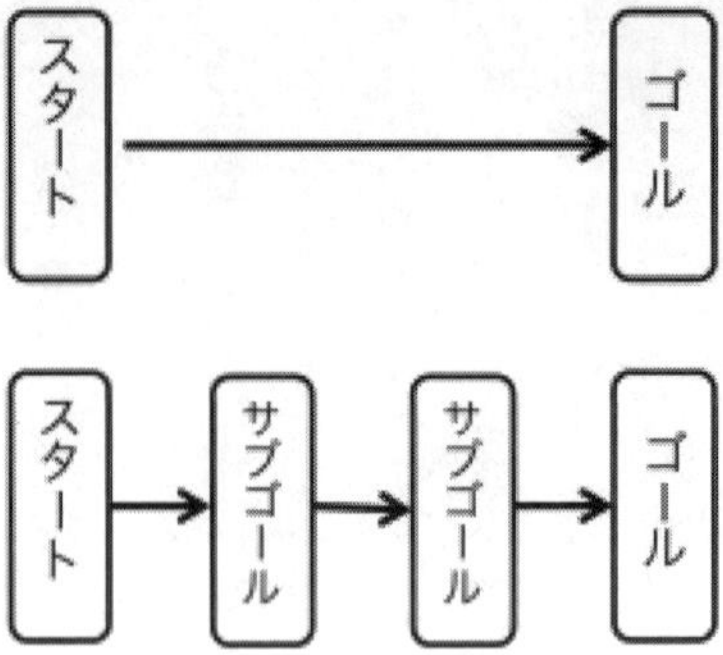

図15　スモールステップ化

自閉症の人も、何度も繰り返していることなら変化のイメージをもちやすい。だから、常同反復的な行動や儀式的な行動を好むところがある。また、ルーティーン化した行動はやり遂げやすい。だから、自閉症児の教育では、生活の中にルーティーンな部分を多く作っておくことが求められる。だが、社会に参加すると、様々な事態に出会い、ルーティーン的な行動だけでは間に合わなくなる。だから、次なる一歩として、自分で行動を生み出していくことが必要になる。

いま、ある状態にあり、何らかの目的に向かって動き出すものとしよう。自閉症の人は、はっきり示されていれば、スタートの状態とゴールの状態はイメージしやすい。しかし、その中間の状態をイメージしにくい。だから、自閉症者の支援では、後半の章で述べるように、中間のステップも示してスケジュールや手順書を作ることが多い。だが、それでも、自閉症者は小さなステップの中で止まってしま

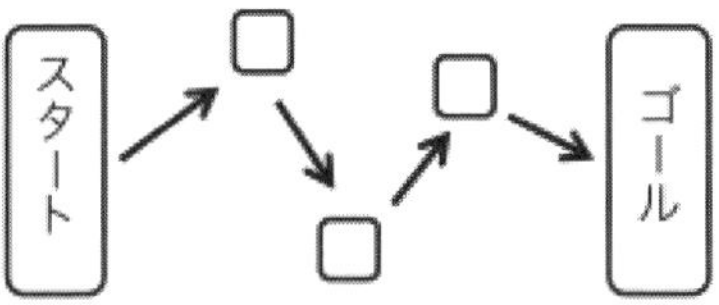

図16　フィードバックによる前進

うことがある（図15参照）。一方、通常の人はそこをなんとか乗り越えていく。それができるのはなぜだろう？

新しいことを始めるときには、とにかく少しずつ動き出してみることが必要である。そして、やってみては修正していく（図16参照）。いわゆるフィードバックの過程である。だが、フィードバックをするには、あらかじめ、ともかくやってみる行為が必要である。その行為のことをフィードフォワードという。だが、前章で述べたように静止画的なイメージをもちやすい自閉症者にとって、動きのイメージをもつのはむずかしい。

○「あいまい処理」がむずかしくなる

実際、能力が高い自閉症者でも、「ともかく一度やってみて！」とか「適当にやりなさい！」などといわれると、全く行動を始められなくなる場合が多い。試行錯誤しながら進んでいくということがむずかしいのである。ところが、この同じ人が、テスト問題のように答えがはっきり決まっている問いには適切に対応できることが多いのである。だから、就職しても、このような事情のために職場適応がむずかしくなる場合が多い。

実は、このような、答えがはっきりしていない状況の中で動きをコントロールすることのむずかしさは、コンピュータの世界でもかつて経験していることである。たとえば、エアコンのような、常に温度が変わっていく状態の中で出力をコントロールしていく装置では、目標値を固定して、そこに到達したら止まる、というようなしくみではうまく働くことができない。温度はすぐに下がるから、絶えずオンとオフを繰り返すことになってしまう。だから、進みすぎたら戻り、戻りすぎたら進む、というように動きの中で大まかに方向を変え行動を決めていくことが必要になる。これがファジー（あいまい）コントロールと呼ばれるシステムで、このようなシステムがのったコンピュータをファジーコンピュータと呼び（山川　一九八八など）、いまも多くの機械の中に組み込まれている。

だが、人間は、ファジーコンピュータが生まれるずっと以前から、あいまい処理を身につけてきた。だから、だいたいのところでまず行動を始め、それを直しながら、次第に手応えをつかんでいく。たとえば物を動かすときの力の入れぐあいや色を塗るときの筆の動かし方などがこれに相当する。しかし、これは、鮮明なイメージを抱きやすい自閉症の人には立ち入りにくい世界である。だから、その入り口のところで行動をストップさせてしまいやすい。

自閉症の人の行動では静と動の差が強く現れやすい。目的地がはっきりしていると動き続けるが、はっきりしないと止まって先に進めなくなってしまう。両極端の行動となりやすい。だから、彼らへの支援では、目的地をはっきりさせるとともに、この本の後半で述べるように、音楽や運動や造形活動などを取り入れて、動きに乗りながら行動を進める力を育てる必要がある。また、行動が自立してきたら、自分で手探りしながら道を開くように導くことも必要である。

第２部
自閉症の発生過程

自閉症とはどのような障害なのだろうか？　これまで自閉症は、感覚過敏という側面は無視して、その結果ともいえる、認知や言語や行動の障害だけで定義されてきた。しかし、この方法では自閉症スペクトラムの全体を捉えきれなくなっている。また、そのとき、もうひとつ必要になるのは、自閉症を男性に現れやすくしている男性脳の働きについての視点である。そこで、感覚過敏と男性脳がどう関係しながら自閉症という症状を生み出しているのか、について説明してゆきたい。また、感覚過敏は、刺激の影響を受けやすい、生まれてまもなくの子どもに特に強く作用すると考えられる。そこで、その時代に親子関係や言語獲得にどのような問題が生まれやすいか、についても見てゆきたい。

6章　自閉症の大もとになる特性としての感覚過敏

○感覚過敏は「もうひとつの症状」にすぎないのか？

1章で述べたように、自閉症の感覚過敏の問題は一九九〇年前後より自閉症の当事者が自分自身について語り始めるまではほとんど注目されることがなかった。また、国際的な診断基準についても、一九九四年に出されたＤＳＭ‐Ⅳまではそれについての記述がまったくなかった。そして、二〇一三年に出されたＤＳＭ‐５の中で初めて症状のひとつとして付け加えられたのである。しかし、感覚過敏とは、これまで自閉症の症状として示されてきたものにプラスされた「もうひとつの症状」にすぎないのだろうか？　これまで述べてきたところによると、それはむしろメインな特性のように見える。

そこで、以下この問題について考えてみたい。

○自閉症の症状はどのように捉えられてきたか？

自閉症とは、その症状によって定義された障害である。症状を作る原因については脳の特性や遺伝などがかかわっているようだが、ひとつにしぼることはむずかしそうである。だから、原因のまとまりとしてではなく、症状のまとまりとして示されてきた障害なのである。

では、その症状はこれまでどのように捉えられてきたのだろうか？――自閉症は、一九四三年にレオ・カナーによってその症状が初めて報告されて以来、様々な解釈がなされてきた。中でも大きな議論になったのは、その原因についてだった。この原因論については、一九六〇年代に育児原因説から脳機能障害説への大きな転換が起きた（ラター・ショプラー　一九八二など）。当初、自閉症とは適切な育児環境が与えられなかったために心を閉ざした症状であると考えられていた。そして、基本的な知能に遅れはないと考えられたのである。しかし、その後、実際に測定してみると知能はむしろ低い場合が多く、言語をもたない者も多く、また、てんかんなどの脳障害を示す者がいることが判明したのである。そしてさらに、両親の育児態度についても通常と大差がないことがわかってきた。

では、脳機能障害はどのような形で表れ、自閉症の症状を作っているのだろうか？　そこで注目されたのが言語と認知の障害である。一九六〇年代は成人の脳障害者に現れる失語症、失認症、失行症などのメカニズムが明らかになってきた時代である。そして、これを自閉症者に当てはめてみると対応する部分が多くあった。だから自閉症者は、言語や認知の障害があるために対人関係を作るための技能が欠けることになり、その結果、自閉症状を示しているのだと考えられるようになった。

○言語・認知障害が先か、感覚過敏が先か？

自閉症の存在が広く知られるようになってきた一九七〇年代には、自閉症者のうち半数以上は言語をもたないとされていた。しかし現代では、まったく言語をもたない自閉症者の数は非常に少なくなっている。また、自閉症スペクトラムの約半数を占めるようになったアスペルガー症候群は、言語発達に大きな遅れがないことが前提になっている。この点で、言語の欠如や遅れはもはや自閉症の普遍的な症状ではなくなっているのである。

そして、このことは認知の障害についてもいえる。第一に、知能検査で表される認知機能については、かつてはIQが非常に低い者や言語が乏しいため検査不能の者が多かった。しかし、今では、初期には知的遅れがあっても、後にIQ七〇以上（上限はなく一五〇前後の者もいる）になる、いわゆる高機能自閉症と呼ばれる人々が多く存在するようになった。また、アスペルガー症候群では基本的に知能の遅れはない。

だが、自閉症者は、認知機能の中でも脳の前頭前野に関係するような手の込んだ課題になると遅れが現れやすい。そのようなものの中で私自身がかつて自閉症児たちにやってもらったのは、ウィスコンシン・カード分類テストと神経言語学的検査である（熊谷　一九八四、一九八六など）。

カード分類テストでは、分類基準がカードの表面に描かれた図形に従い、色から形へ、形から色へと予告なしで変更されていく。すると、多くの自閉症児は、前の基準へのこだわりが生じて誤りやすくなるのである。そして、神経言語学的検査では、物の名前はいえても動きをいうことは苦手であり（これについては４章で名詞と動詞の問題としてすでに述べた）、空間的な関係をいい表すことはできても、出来事をいい表すことは苦手だった。しかし、これらの結果にはすべて変化への対応のむずかしさが含まれているので、その背景にはむしろ感覚過敏があると考えられる。また、自閉症児の中には両検査ともに好成績を示す者が一定数含まれているので、これらは自閉症に固定的な障害とはいえなくなった。

それから、同じく認知の問題として、一九八〇年代の後半より、自閉症者には「心の理論」の障害が想定されるようになった（Baron-Cohen et al. 1985, バロン＝コーエン　一九九七など）。「心の理論」とは、３章で述べたように、他者の心を読む能力で、通常、四～五歳で発達し始めるものだが、自閉症児には大きな遅れが見られることが明らかになった。「心の理論」の形成を調べるテストでは、物の置き場や容器の中の品物が変化する。そして、その変化を知らな

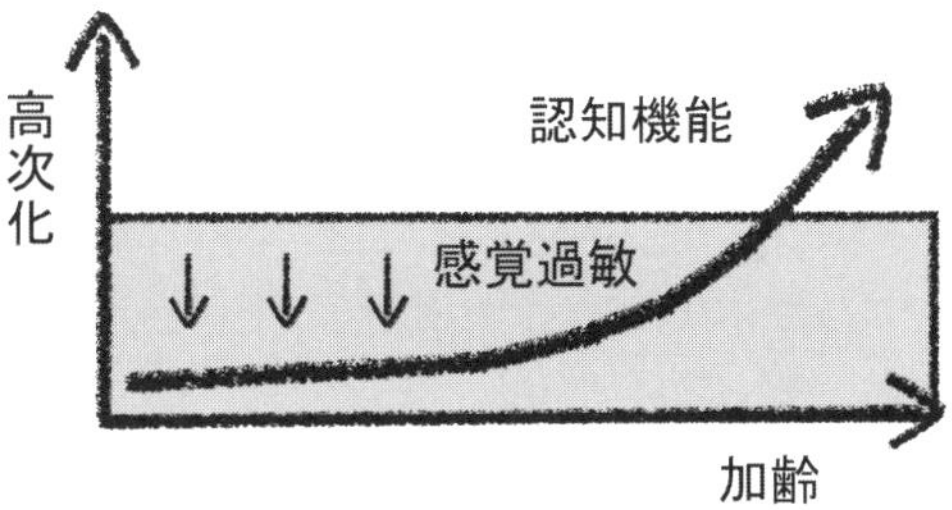

図17　感覚過敏と認知機能の関係

い者がどう行動するかを予想させる問題である。自閉症児は知的能力全般が高くなっても、このテストに誤答しやすい。しかし、このようなつまずきも固定的なものではなく、「心の理論」テストにパスするようになる者が含まれており、さらにむずかしくした「第二次心の理論テスト」さえもパスするようになる者がいるのである。

しかし一方、このように、言語や認知の機能の遅れが克服され、高い水準に達した自閉症者にも、感覚過敏は依然として存在し続ける。だから、これらの機能の遅れが直接に自閉症を生み出すというより、その前に感覚過敏などの問題があり、その結果として、これらの高次の機能に遅れが生じた、と考えた方がよさそうである（ただし、先述の前頭前野の働きについては、この領域は感覚や行動の機能を統合する役割をもっているので、自閉症者の感覚過敏やそこから派生する問題に関係している可能性がある）。つまり、図17に示したように、自閉症では感覚過敏がベースとなる障害となっており、それが認知機能の発達を抑制するが、抑制を脱すると発達していくと考えられるのである。

○「障害の三つ組」説

しかし、現時点で用いられている自閉症の診断基準は、以上述べてきたことをまだ十分に取り入れているとはいえない。これまでの言語・認知障害説をある程度、引き継いだものといえる。そこで用いられている診断基準は、次のような、ローナ・ウィングが「障害の三つ組」ということばで示したものにもとづいている（ウィング　一九九八など）。

1　社会的な相互交渉の障害
2　コミュニケーションの障害
3　想像力の障害
（4）その結果としてもたらされる興味の限定と反復的行動パターン

「障害の三つ組」とは、このうち1から3までだが、ウィングの記述では、4の「反復的行動パターン」の症状が付け加えられることが多い。なお、3の「想像力の障害」とは、ごっこ遊びのようにシンボルを共有する遊びに参加することがむずかしくなることを意味している。

確かに、自閉症の人は他の人とイメージを共有することは苦手だが、感覚過敏があるゆえに、内に通常の人以上に豊かなイメージを貯え発展させる可能性ももっている。実際、この本で引用してきた、ドナ・ウィリアムズや東田直樹さんは多くの詩や絵画を生み出している。芸術分野で活躍する自閉症者は多いのである。

ちなみに一九九四年に出されたＤＳＭ‐Ⅳは、このうち１、２、４を取り入れ、次の三つを自閉症の主症状としている。

１　対人的相互反応における質的障害
２　意志伝達の質的な障害
３　行動、興味、活動の限定的、常同的な様式

つまり、１はウィングの「社会的な相互交渉の障害」を、２は「コミュニケーションの障害」に対応している。そして、３が「興味の限定と反復的行動パターン」に対応しているのである。

なお、ＤＳＭ‐Ⅳでは、この中の１と３の症状は示すが２の症状、つまり言語の障害を示

さない場合を「アスペルガー障害」（アスペルガー症候群とも呼ばれる）としている。「アスペルガー」とは、レオ・カナーが自閉症について発表した一九四三年の翌年、自閉症に相当する症状を「自閉的精神病質」として報告したハンス・アスペルガーの名にちなむものである。アスペルガーが示した症例には言語発達障害を示さない者が多く含まれていたからその名が用いられたのである。

ところで、ウィングによる三つ組にしてもＤＳＭ‐Ⅳの三基準にしても、自閉症について複数の症状を列挙しているわけだが、三つのうちどれが中心的なものかについては述べていない。だが、コミュニケーションの障害があれば、個人とのあいだだけでなく、社会に出たときにも「社会的相互交渉の障害」として表れる。また、遊びやことばの意味を他の人と共有することがむずかしくなるから「想像力の障害」にも通じることになる。だから「障害の三つ組」とは「コミュニケーションの障害」として一本にまとめることができるはずである。そして、そこに「興味の限定や反復的行動」のようなこだわり行動が付け加えられていると見なすことができる。

○ＤＳＭ‐５になって付け加えられた感覚過敏

以上のように、従来述べられてきた自閉の症状は、大きく捉えると、コミュニケーションの障害とこだわりの二つから成ると考えられる。そして、二〇一三年に出されたＤＳＭ‐５では、まさにそのことが表れている。そこでは、「自閉症スペクトラム」の診断基準は次のようなものになっている。

Ａ　複数の状況で社会的コミュニケーションおよび対人的相互反応における持続的な欠陥があり、現時点または病歴によって、以下により明らかになる（以下の小項目は省略）。

Ｂ　行動、興味、または活動の限定された反復的な様式で、現在または病歴によって、以下の少なくとも２つにより明らかになる（以下の小項目は省略）。

ところで、１章で述べたように、感覚過敏の問題が自閉症の診断基準の中に初めて表れたのは、このＤＳＭ‐５である。そこでは、前記のＢの中の４番目の小項目として次のように書かれている。

（４）感覚刺激に対する過敏さまたは鈍感さ、または環境の感覚的側面に対する並外れた興味（例・痛みや体温に無関心のように見える。特定の音または感触に逆の反応をする。対象を過度

に嗅いだり触れたりする、光または動きを見ることに熱中する）

これは大項目の末端にある小項目であり、症状の説明も詳しいものではない。また、感覚過敏は、「行動、興味、または活動の限定された反復的な様式」という大項目Bの説明に直接つながらないものだから独立した項目にすべきだが、それをしていない。さらに、症例についても、ことわり書きの通り、「一例であり、網羅したものではない」内容である。例に書かれているのとは反対に、痛みや体温に非常に敏感な者もいる。つまり感覚過敏は、広く用いられている診断基準の中にいまようやく含まれるようになった段階であり、まだ正当な位置づけがなされていないといえるだろう。

○感覚過敏からこだわりを経てコミュニケーション障害へ

以上見てきたように、自閉症の診断基準で第一に重視されているのはコミュニケーション障害で、第二は興味の限定や反復的な行動、つまり、こだわりであり、第三に付け加えられているのが感覚過敏である。しかし、これは自閉症という障害を外部の人が外側から見たときの位置づけといえる。自閉症という障害を内側から見つめてみると、また別の位置づけが可能になるのではないだろうか。

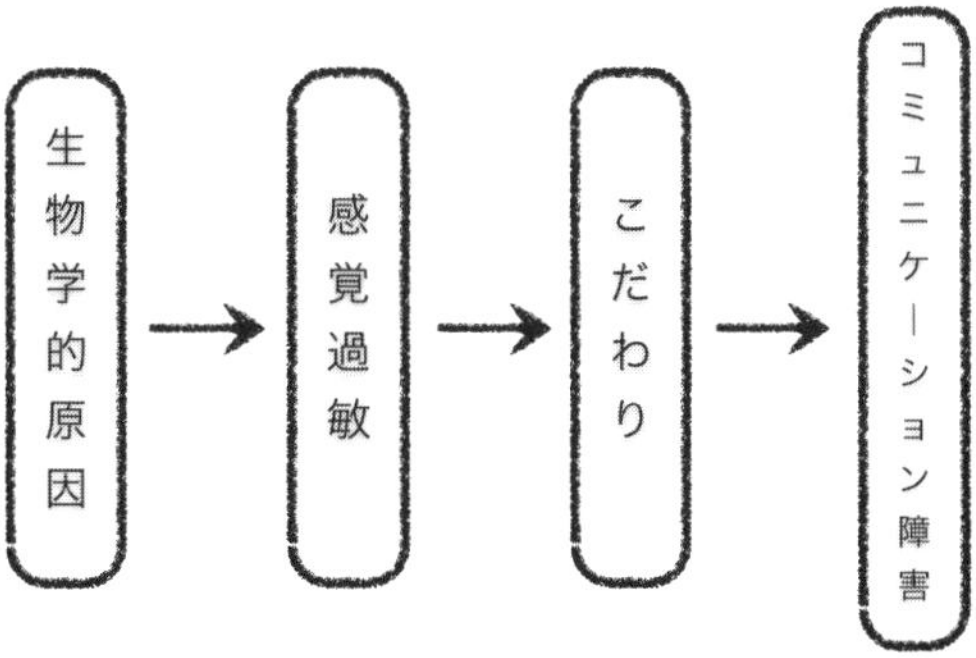

図18　自閉症の生成モデル

自閉症にはまず何らかの生物学的な原因がある。遺伝的要因や環境的な要因が脳神経的な特質を生み出し、外部刺激に対して特有の反応をするように仕向ける。それが感覚過敏である。そして、感覚過敏は、1章と2章で述べたように、刺激に対する回避、没入、記憶化、無視、行動の切り替え困難という反応として表れる（図3）。すると、それらは外部の事物や人に対して通常とは異なるかかわりとなるので人々にはこだわりとして映るのである。ところで、前章で見たように、コミュニケーションとは人と人が同じ事物に注目することによって成り立ち発展する（図8参照）。こだわりがあると、特定の事物を取り込み他を排除するため、共同注意にもとづくコミュニケーションが成り立ちにくくなるのである。

以上述べたことは、図18のような障害発生過程としてまとめることができるだろう。このうち、こだわりまでは必ずしも障害とはいえない。それらは優れた技能や才能として生かすことができることもある。しかし、それらが人々と交流するうえで困難を作るとき、障害となるのである。

○症状と障害発生過程の見直しの必要

ＤＳＭ‐Ⅳにしても ＤＳＭ‐５にしても、自閉症の診断基準は基本的に症状を並列するものになっている。しかし、以上のように考えると、自閉症の三つの症状（感覚過敏、こだわり、コミュニケーション障害）は同列のものではなく、発症には順序性がある。感覚の過敏性を症状の大もとと見なすと、そう考えざるをえないのである。

先に述べたように、ウィングによる「障害の三つ組」では、こだわりはコミュニケーション障害の結果と見なされている。しかし、それは逆転した捉え方といえるだろう。いずれにせよ、自閉症という障害は、その原因だけでなく症状生成の過程についても、もう一度、捉えなおしてみる必要があるといえるだろう。

7章　もうひとつの要因としての男性脳

○自閉症はなぜ男性に多いのか？

ところで、これまで見てきたように、感覚過敏は自閉症のメインな症状と見なせるが、もうひとつ考えておかなければならないのは、自閉症はなぜ男性に多く現れるのか、という問題である。各種調査では自閉症の男女比は3～5対1となっており、男性における発症が圧倒的に多い。2章でアンケート対象とした自閉症児も25人対5人と、男児が女児の5倍だった。これまで述べてきたように、感覚過敏が自閉症の大もとであり、それがそのまま性差にも反映しているとしたら、男性は女性よりもずっと感覚過敏だということになってしまう――だが、経験的に考えると、そのようなことはありそうにない。だから、そこにはもうひとつ性差と関係する別の要因が働いていると考えざるをえない。

　このように考えるときに視点を与えてくれるのは、バロン＝コーエン（二〇〇五）による、「自閉症＝極端な男性型脳」の考えである。そこで、この章の前半では、この説について説明しておきたいと思う。

　近年、各種の研究により、男性と女性のあいだには脳の働きに違いがあることがわかってきた（ゲシュヴィント・ガラバルダ　一九九〇など）。もちろん、男性の中にも女性に近い脳の働きを示す者がいるし、女性の中にも男性寄りの特徴を示す者がいる。だが、平均的に見ると、そこには明らかな違いがあるのである。バロン＝コーエンは、自閉症とは、この男性の脳の特徴が極端に強く現れた場合と考えたのである。

　人間には各種の性ホルモンが作用しており、中には脳の発達に大きな影響を与えるものもある。たとえば、テストステロンという男性ホルモンは、空間認知を高めると共に他者への攻撃性を高め、共感性を阻害する働きをする、といわれる。一方、エストロゲンやオキシトシン（バロン＝コーエンの見解の後に注目されるようになった）のような女性ホルモンは共感性やコミュニケーション能力を高める働きをする。これらのホルモンが男性と女性の脳の違いを生み出すと考えられるのである。

　ただし、男性ホルモンは女性にも分泌され、女性ホルモンも男性にも分泌される。しかし、男性には男性ホルモンが、女性には女性ホルモンが強く作用し、男性型の脳と女性型の脳が作られると考えられるのである。ただし、そこには個人差が存在する。また、成長の過程で性ホルモンが作用する時期によって異なる結果が生まれてくる。そして、このような中で、男性型の脳の特性が極端に強く表れたのが自閉症である、とバロン＝コーエンは考えたわけである。

○共感指数とシステム化指数

バロン＝コーエンは、女性型の脳は人との共感やコミュニケーションを求め、男性型の脳は物事の構造や法則、つまりシステムを知ろうとする傾向が強いと考えた。そして、その傾向を表す共感指数（ＥＱ）とシステム化指数（ＳＱ）を出すために、それぞれ六〇の質問項目を作成したのである。

これらの質問項目を男性、女性、および自閉症者に適用した結果をモデル的に示したのが図19と図20である。図によると、共感指数は女性の方が高く、システム化指数は男性の方が高い分布になっているのだが、自閉症者の場合はシステム化指数が男性一般よりもさらに高く、共感指数はさらに低い結果になっている。このように、自閉症者は男性型の脳の特性を強く示しているのである。

なお、バロン＝コーエンは、ＥＱとＳＱの他に、ＡＱ（自閉症スペクトラム指数）という、自閉症に特化された指数を出すための質問項目も用意している。それらは、共感性の乏しさや

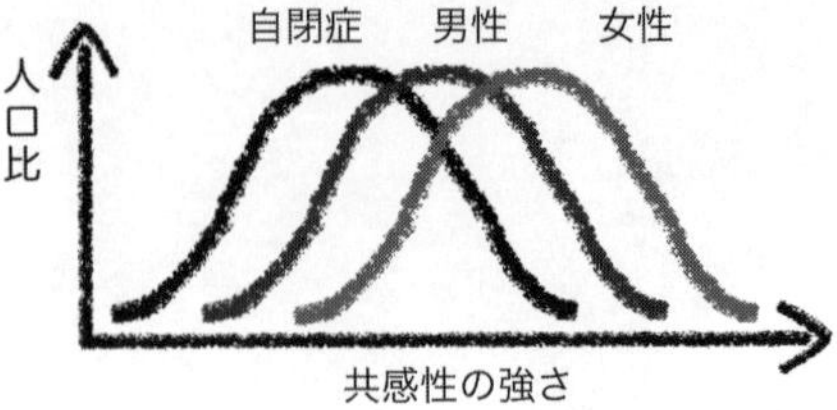

図19　共感指数（EQ）の分布モデル

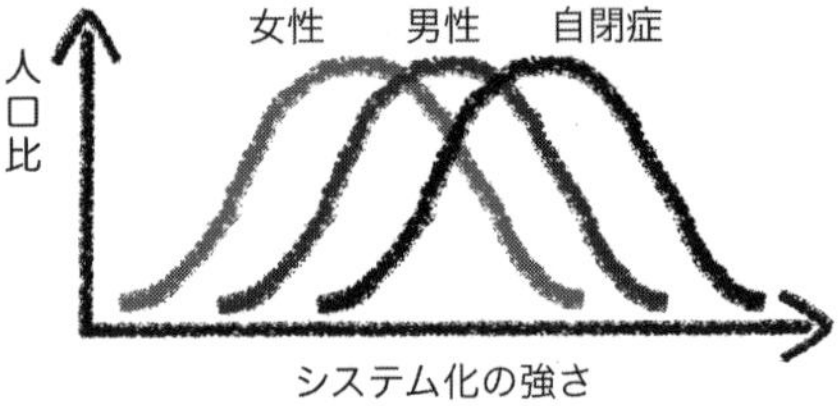

図20　システム化指数（SQ）の分布モデル

システム指向を特に強く表す項目（たとえば、「車のナンバーや時刻表の数字などの一連の数字や、特に意味のない情報に注目することがよくある」）から成っている。つまり、一般に「こだわり」ということばで表される行動を含んでいるのである。

ところで、バロン＝コーエンが開発した、ＥＱ、ＳＱ、ＡＱを出すための質問項目に答えるには、ある程度の言語理解能力が必要なので、重い自閉症者も含め、すべての人に適用できるものではない。だから、システム化と共感性を測るこの尺度は、あくまでも理論的なモデルと見なして、以下の話を進めてゆきたい。

○感覚過敏をどう位置づけるべきか？

「自閉症＝極端な男性型の脳」説は、自閉症の発生になぜ男女差が現れるのか、を説明することができるものである。しかし、この説では、自閉症に表れる感覚過敏は説明できない。EQとSQを算出するための各四〇項目の中に感覚過敏に関係するものは見あたらない。つまり、「自閉症＝極端な男性型の脳」という発想の中に感覚過敏は含まれていないのである。しかし、AQを出すための五〇項目の中に、実は、感覚過敏にかかわる次の二項目が含まれている。

- ほかの人が気づかないような小さい物音に気がつくことがよくある。
- ほかの人は気がつかないような細かいことに、すぐに気づくことが多い。

つまり、バロン＝コーエンも、男性型の脳・女性型の脳という文脈からは外れた、感覚過敏に関する項目を自閉症の特性としては入れておかざるをえなかったのである。

では、感覚過敏は、自閉症発生の男女差の問題にどのように関係させたらいいのだろうか？　また、そもそも、感覚過敏に男女差はないのだろうか？　それを確かめるため、大学生の男女を対象に感覚過敏に関するアンケートを実施してみることにした。また、その中に感覚過敏の周辺の質問項目も入れておき、感覚過敏を男女の脳の問題に結びつけるための糸口にしたいと思う。

○男女大学生を対象にしたアンケート結果より

アンケートは男子学生六三名と女子学生六四名に対して実施した。質問項目は合計二八であり、うち感覚過敏に関する項目は一八、関連項目は一〇である。用いられた質問用紙を表8に示しておく（なお、ここでは関連項目ごとにまとめているが、実際の質問用紙ではバラバラの順序で示している）。

質問項目の1から4は視覚過敏、5から8は聴覚過敏、9から12は触覚過敏、13から18はその他の感覚過敏に関するものとなっている。そして19から21は、ことばで感覚を共有すること、22から24は他者の感覚への気遣い、25から28は感覚過敏がもたらす行動への影響に関するものとなっている。

回答者には、「ほとんどない」「たまにある」「よくある」からひとつを選び○を付けてもらった。「ほとんどない」を0点、「たまにある」を1点、「よくある」を2点として、感覚過敏に関する各項目と合計について男女別の平均点を示したのが表9である。

結果全体を見ると、男女の平均はほぼ等しい。男性の方がわずかに高いが、男女ともに回答

表8　感覚過敏についての質問用紙（男女大学生対象）

番号	質問項目 (以下のことが、どのくらいあるか、右から選んで○を付けて下さい)	ほとんどない	たまにある	よくある
1	目がちらちらしたり、まぶしく感じたりする			
2	過去に見た映像をはっきり思い出す			
3	物や人が多いと疲れる			
4	物の見かけの違いや位置変化に気づく			
5	やかましいところがきらい			
6	回りの人声が気になる			
7	大きな音に驚く			
8	テレビなどの音量は低めにして聞く			
9	服や靴下などの感触が気になる			
10	人との接触が気になる			
11	皮膚のかゆみを感じる			
12	温度変化が気になる			
13	食べ物の好き嫌いが多い			
14	味の変化に敏感になる			
15	においに敏感になる			
16	においのきつい物を避ける			
17	体の筋肉がこわばったり、痛く感じたりする			
18	体の動きがぎこちなくなる			
19	「寒いね！」「暑いね！」などと回りの人に言う			
20	「きれい！」「すごい！」などと感動を口にする			
21	「こわい！」「おどろいた！」などと口にする			
22	物を見て相手がどう感じているか聞く			
23	他の人の体調などが気になる			
24	他の人にとって心地よい環境になっているか気になる			
25	新しい場面に緊張する			
26	途中でやめたり行動を切り替えるのをむずかしく感じる			
27	同時に複数のことをするのはむずかしく感じる			
28	自分の定位置や気に入った場所をつくる			

表9　感覚過敏に関する男女別の平均得点

		男		女
視覚過敏	1 目がちらちらしたり、まぶしく感じたりする	0.48	＞	0.38
	2 過去に見た映像をはっきり思い出す	0.76	＞	0.75
	3 物や人が多いと疲れる	1.30	＞	1.20
	4 物の見かけの違いや位置変化に気づく	0.97	＝	0.97
	小計	3.51	＞	3.30
聴覚過敏	5 やかましいところがきらい	0.92	＜	1.08
	6 回りの人声が気になる	0.90	＜	1.03
	7 大きな音に驚く	1.35	＞	1.17
	8 テレビなどの音量は低めにして聞く	0.95	＞	0.64
	小計	4.12	＞	3.92
触覚過敏	9 服や靴下などの感触が気になる	0.49	＞	0.48
	10 人との接触が気になる	0.65	＞	0.56
	11 皮膚のかゆみを感じる	0.63	＜	0.70
	12 温度変化が気になる	0.83	＞	0.66
	小計	2.60	＞	2.40
その他の過敏	13 食べ物の好き嫌いが多い	0.41	＜	0.73
	14 味の変化に敏感になる	0.79	＞	0.64
	15 においに敏感になる	0.79	＜	0.95
	16 においのきつい物を避ける	1.37	＞	1.16
	17 体の筋肉がこわばったり、痛く感じたりする	0.30	＞	0.23
	18 体の動きがぎこちなくなる	0.44	＞	0.13
	小計	4.10	＞	3.84
	合計	14.33	＞	13.46

者の得点のバラツキが大きく、統計学的に有意な差が認められるようなものではなかった。だから、男性では自閉症の発症が女性の４～５倍という事実に結びつくものではない。

ただし、今回の調査には、わずかながら男女間に特徴ある結果が表れているように思う。男性の方が音や温度や味やにおいの変化への警戒心が強く（7、8、14、16番）、また、自分の身体状態への関心が強い。これに対して、女性は感覚に関する好き嫌いの部分の得点が大きく（5、13番）、また人間関係に関する部分の得点が大きい（6番）。大げさに聞こえるかもしれないが、これらには男女の人類史的な役割の違いが関係しているかもしれない。何万年ものあいだ、男性は野外に狩猟採集にでかけ、危険に気を配りながら自分の身を守ってきた。そのことのなごりが男性の結果に反映しているのではないか、と思う。また、女性は村に残り、食物を管理し（15番の、においに敏感、が関係）、料理を作り、子育てをし、村の人間関係の中にあった。そのことが今回の女性の結果にも反映しているのではないだろうか。

以上のように、今回の調査では、全体の平均値については男女間にほとんど差がなく、差がある項目も歴史的・文化的なものが反映している可能性が大きい。しかし、もし男性の方に感覚過敏の得点が特に高い者が含まれやすいとしたら、それは自閉症が男性に多いことにつながることになる。そこで、感覚過敏の総得点が20以上の者がどのように現れているかを見ることにした。すると、男性9人、女性10人であり、差があるとはいえなかった。ちなみに最高得点は29点で女性だった。

ちなみに、今回、対象とした大学生とは別にアスペルガー症候群という診断を受けている二〇代の女性にも同じアンケートに答えてもらった。すると彼女の得点は最高得点の女性と同じ29点だった。自閉症スペクトラムであることは、やはり感覚過敏の分布の中で高いところに位置しやすいようである。

○感覚を共有する女性、ひとりとまどう男性

以上のように、感覚過敏は男女間で大差はなく、4対1という自閉症発症の違いにただちには結びつきそうにない。しかし、同じように感覚過敏を経験していても、それにどのように対応するか、については違いがある可能性がある。たとえば、同じように痛みを感じていても、大騒ぎする者もいれば、じっと耐える者もいる。また、なんらかの活動をすることで気を紛らす者もいるだろう。そこで、感覚過敏から派生する行動の問題を次に見てみることにしたい。

今回のアンケートには、そのような問題にそなえて関連する質問項目を入れておいた。それが19から28の質問項目である（表10参照）。感覚というものは個人の内部で発生する。だから、他の人にはわかりにくい。しかし、それは人々が共通に経験しているものだから、ことばや身振りや表情で、ある程度、共有することはできる。だから、このような行動の現れや人々との関係性という視点から見ると男女差が現れるかもしれない。

質問項目の19、20、21は、感覚をことばで表して他の人と共有しようとするかどうか、22、23、24は、他の人の感覚を気遣うかどうか、25から28は、感覚世界の変化を避けようとしているかどうか、について知るための項目である。表では、その結果を男女別の平均点で示してい

表10　周辺項目についての男女別平均点

		男		女
共感言語	19「寒いね！」「暑いね！」などと回りの人に言う	1.00	＜	1.33
	20「きれい！」「すごい！」などと感動を口にする	0.95	＜	1.53
	21「こわい！」「おどろいた！」などと口にする	0.79	＜	1.36
	小計	2.74	＜	4.22
他者感覚	22 物を見て相手がどう感じているか聞く	0.70	＜	0.72
	23 他の人の体調などが気になる	0.71	＜	0.92
	24 他の人にとって心地よい環境になっているか気になる	1.05	＞	1.02
	小計	2.46	＜	2.66
行動の制限	25 新しい場面に緊張する	1.52	＞	1.33
	26 途中でやめたり行動を切り替えるのをむずかしく感じる	0.75	＞	0.50
	27 同時に複数のことをするのはむずかしく感じる	1.19	＞	0.92
	28 自分の定位置や気に入った場所をつくる	1.37	＞	1.11
	小計	4.83	＞	3.86

る。

まず、感覚を共有する言語表現については男女間で比較的大きな差が現れた。これは、この調査で初めて現れた大きな差といえる。この結果から、女性の方が感覚を共有し、それをコミュニケーションの材料にしていることがわかる。一方、男性の方は感覚を孤独に体験しているといえるだろう。次の、他者の感覚への気遣いについては、女性の平均の方がやや高いが明確な差とはいえない。そして最後の、変化を避ける傾向については男女間で比較的大きな差が現れた。ここでは、感覚共有とは反対に男性の方が高い点数を示している。つまり、男性の方がある感覚に没頭したり、特定の感覚世界に留まろうとする傾向が大きいことがわかる。

以上の結果から、同じように感覚過敏を経験していても、女性はそれをことばなどによって共感的なものとし、男性は特定の感覚に浸ることによって孤独になる傾向があることがわかる。また、そこには、共感的な女性型の脳とシステム志向の男性型の脳が関係しているといえるだろう。

○自閉症生成の過程

感覚が敏感であることは、それがある範囲にとどまり、また他の人と共有できる活動の中で表れるなら、むしろ有利に働くものである。それは、情報をより速く、より明確な形で捕らえることを可能にする。しかし、それが過度に強く、また感覚世界を他の人と共有できずに一人没入することになれば、コミュニケーション障害を生み、自閉症へとつながることになる。

そこで以上の考察を踏まえて、自閉症にコミュニケーション障害が生まれるまでの過程をたどってみたいと思う。

まず、感覚過敏がなぜ生まれるのかというと、それは遺伝によるものであったり、母胎の環境によるものであったりと、生物学的な原因による。そして、いったん感覚過敏が現れると、それはすでに述べたように、刺激からの回避や没入や記憶化や他の刺激の無視へとつながり（図３参照）、他の人から見ると「こだわり」である行動へとつながっていくのである。そして、このこだわりは当人を人々から遠ざけることになり、コミュニケーション障害へと導かれることになる。

ところで、以上の過程は前章の最後で説明し図示したもの（図18）と同じである。そして、この過程の二番目（感覚過敏）までは本章で調べた限り男女間で目立った差は見られなかった。ではなぜ、結果として男性の方が重いコミュニケーション障害に陥り、自閉症となることが多いのか？　それに答えを与えるのが本章で説明した男性型の脳の働きであると考えられる。

○男性型の脳と女性型の脳の作用

そこで考えられるのが、先に示した過程（図18）に男性型の脳と女性型の脳の作用を付け加えた図21に示す過程である。つまり、男性型の脳は感覚過敏からコミュニケーション障害へと至る過程を二度にわたり加速し、女性型の脳は二度にわたり減速する。

このうち第一の加速と減速については、アンケート結果にも表れていたように、男性は感覚を孤独に経験する傾向があるのに対して、女性は共感的に経験する傾向があることで説明できる。その結果、男性は、刺激に夢中になったり逃げ出したり、という方法で直接的に対応するのに対して、女性は、感覚を共感的に体験したり、周囲を気遣って反応を抑制するという方法で対応するようになる。だから、男性型の脳にもとづく行動の方がこだわりとして映るのである。

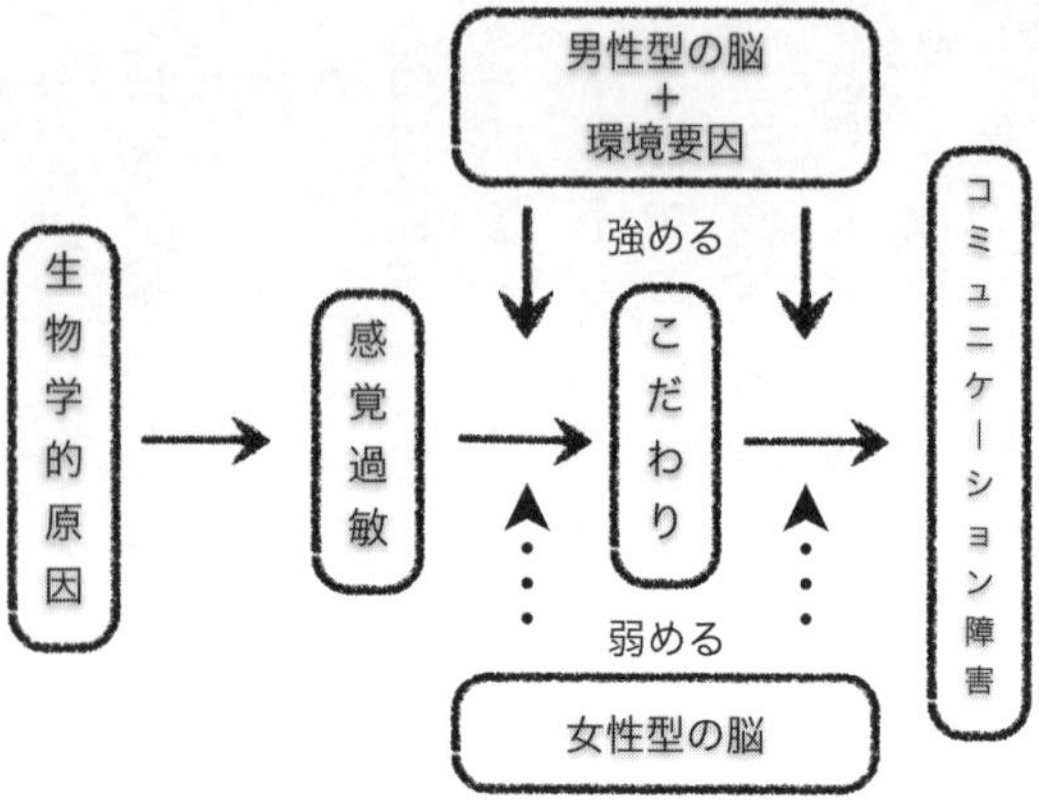

図21　自閉症の生成モデルの修正版

次に、いったん、こだわりが生まれると、男性はそれを直接的に表し、さらにシステム化の働きでそれをパターン化した行動として表す。これに対して、女性は、こだわりを隠し、周囲に合わせて行動しようとする。だから、女性でこのような抑制作用から外れてまで感覚過敏やこだわりを表す場合は、重度の自閉症状をもっているといえるだろう。

なお、共感性を高める女性型の脳は、共感する者同士を結束させる働きをもつ一方で、共感的な関係の中に入らなかった者を排除しようとする働きももつのではないか、と思う。そして、その働きは、一般に、いじめと呼ばれる行動として表れる。自閉症者は、このような関係の中で排除やいじめの標的になりやすいのではないか、と思う。

また、もうひとつ感覚過敏やこだわりを加速しているのは現代の環境要因である。現代では他の人の手を経ることなく多くの刺激に接することができ、多くの物を手に入れることができる。このような中で一人だけの空間が生まれやすく、その中では一人だけのこだわり的な行動が生まれやすい。また、その結果としてコミュニケーション障害も現れやすくなるのである。

○脳の特性から見た自閉症の位置

以上、感覚過敏と男性型、女性型の脳の関係を自閉症生成の過程の中で見てきたわけだが、これら二つの要因にはそれぞれの強度がある。そして、それら強度の違う要因の組み合わせによって自閉症となったりならなかったりすると考えられるのである。

そこで、この問題を図22のような座標上で考えてみることにしよう。タテ軸はシステム化の強弱を示し、交点が平均でゼロとし、上がプラスの方向、下がマイナスの方向とする。ヨコ軸は共感性の強弱を示し、これも交点が平均でゼロとし、右がプラスの方向、左がマイナスの方向とする。そして、座標に関する用語に従い、図22のように、区切られた四つの領域を第Ⅰ象限、第Ⅱ象限、第Ⅲ象限、第Ⅳ象限に分けることにする。

すると、男性型の脳は、システム化が強く共感性が弱い第Ⅱ象限に位置し、男性の多くはここに属すると考えられる。また、女性型の脳は共感性が強くシステム化が弱い第Ⅳ象限に位置

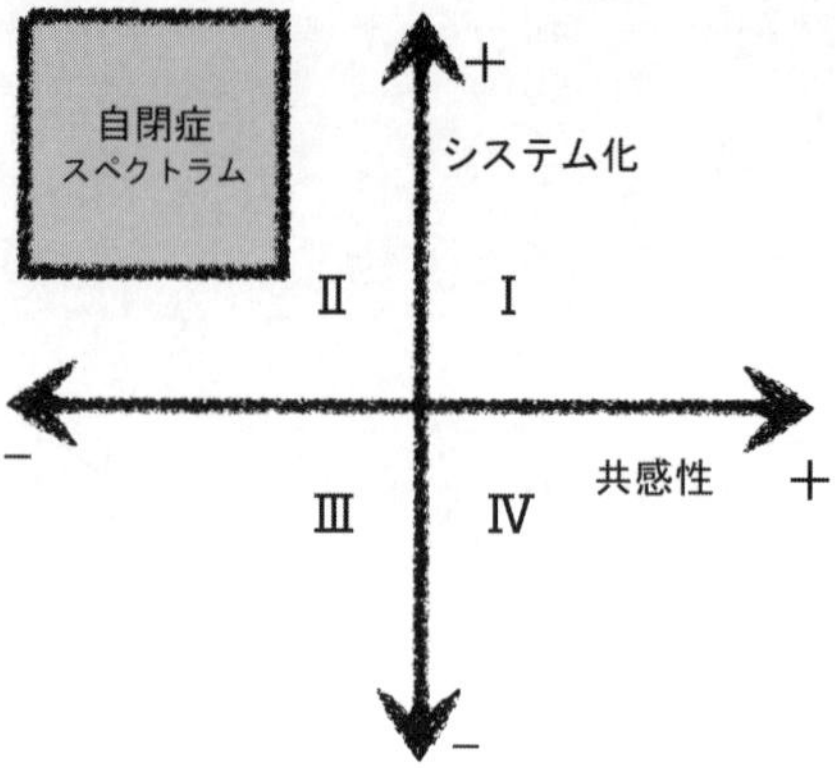

図22　自閉症スペクトラムを座標平面上で表すと

し、女性の多くはここに位置すると考えられる。そして、自閉症スペクトラムはバロン＝コーエンによると極端な男性型の脳ということになるから、第Ⅱ象限の中でも左上を占めるグレーで表した位置を占めると考えられるのである。

なお、自閉症にはもちろん、感覚過敏という、もうひとつの要因もかかわるわけだが、それはベースとなる働きをするものと見なし、ここでは相対立するふたつの要因にもとづく二次元の座標平面で考えておくことにする。また、図では自閉症に相当する部分の面積が大きくなるが、人の分布としては座標の中心に向かうほど人数が多くなるわけだから、人数配分としてそれほど多くを占めているわけではない。

○自閉症の中の個人差と男女差

ところで、システム化と共感性の強度の違いによっ

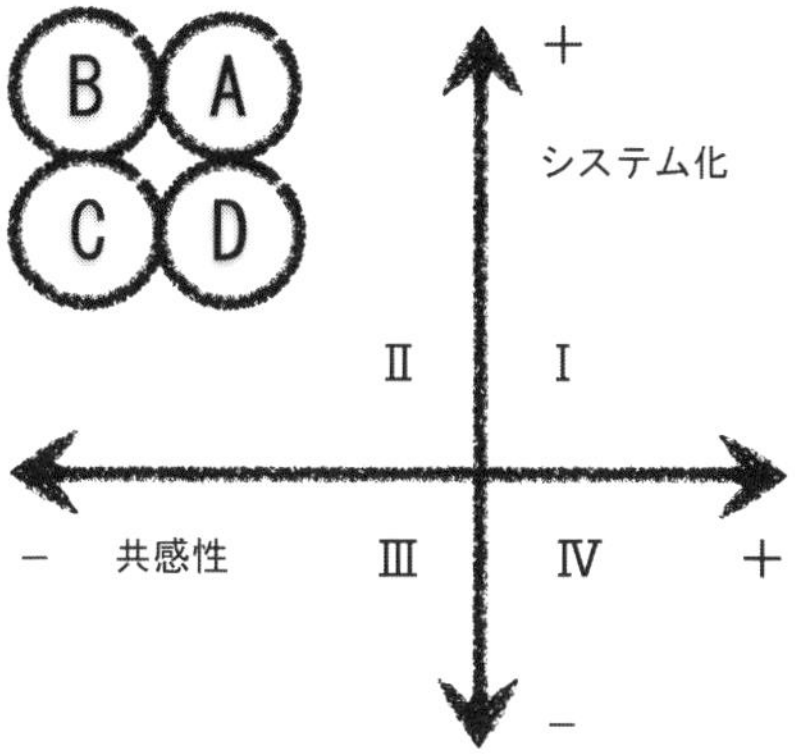

図23　自閉症スペクトラムのサブ・グループ

て人々のあいだに生じる以上のような違いは、同じ自閉症の中でも現れる。これが、同じように自閉症といっても、個人差が表れてくる原因である、と考えられる。

この個人差の構造を知るために、図22のうちⅡの領域を拡大した、図23の座標面にもとづいて考えてみることにしよう。

この中で自閉症は、先に述べたようにⅡの領域内に位置するわけだが、しかし、その内側も、それぞれの力の程度によっていくつかの下位領域に分けることができる。つまり、A、B、C、Dを中心とした領域である。

まず、自閉症の中でももっとも強くその特質を示すのは、システム化がもっとも強く共感性がもっとも弱いBの領域である。ここにもっともよく当てはまるのは高機能自閉症の人たちである、と考えられる。彼らは人との交流が成り立ちにくいので言語発達が遅れるが、いったん言語を獲得すると急速に知的レベルが高まる。システム化の働きは物を識別したり法則を発見する働きを促すため、知能を高める働きをするからである。そして、物の識別や法則の発見をするとき、自閉症のベースとなっている感覚過敏は大きな役割を果たしていると考えられる。また、計算や記憶力などで特別の能力を発揮する、サヴァン症候群の人々もここに含まれる。

ところで、システム化のレベルが最も高いと同時に共感性のレベルが最も低い、この領域は、男性型の脳の特性がかなり強いわけで、ここに含まれるのはやはり圧倒的に男性が多くなると考えられる。事実、私がこれまで出会った高機能自閉症者やサヴァン症候群の人々のほとんどは男性だったのである。

次に、このシステム化の働きがBほど強くなく、しかし共感性は同様に乏しい、Cの領域に位置する自閉症者たちがいる。この場合は、共感性が乏しいため言語が発達しにくく、またシステム化もやや低いので、知的レベルは上昇しにくい。知的障害を伴う自閉症と判定される人々がここに属すると思われる。

そして、システム化が強い一方で共感性は比較的保たれている、Aの領域に位置する人々がいる。この場合は、知的レベルが高く、同時に言語発達も遅れにくい。しかし、こだわりや感覚過敏があるために、やはり自閉症の特徴を示すのである。ここには主にアスペルガー症候群の人々が属すると考えられる。

また、ここに位置する人々は、こだわりをもって独自の視点を育てると同時に他の人々と交流する余地ももっている。だから、ある領域に踏み込み、趣味を深める人々で、いわゆるオタクと呼ばれるようなグループを作ったり、研究者集団の仲間入りをしたりすることがある。そのような人々の中に、先に述べたように天才的な人物も現れやすいのである。

そして最後に、中では、システム化が低く、共感性は高い、Dの領域に位置する人々がいる。この領域は、システム化が強く共感性が弱いという男性型の脳の特徴が中ではもっとも薄い部分である。自閉症の女性は男性型の脳の方向を向くとはいえ、やはり女性であるためにBの領域には到達しにくい。そのため、自閉症の女性の多くはDに位置していると考えられる（女性も、アスペルガー症候群など自閉症スペクトラムの中のいずれかのグループに位置するが、ここでは女性という性としてだけ取り出している）。ではなぜ、ここに位置する女性は、男性型の脳の特徴がそれほど強くないにもかかわらず自閉症なのかというと、もうひとつの側面である感覚過敏の特性が特に強いため、と考えられる。1章で自伝を著す自閉症の女性たちを紹介したが、そこに感覚過敏の経験が多く表れていたのはこのためだろう。また、彼女たちには、女性であるがゆえに共感性と言語能力が保たれやすく、自伝を書くことができたのではないだろうか。

ちなみに、タバソーリら（Tavassoli et al. 2014）は、感覚過敏を得点化すると自閉症スペクト

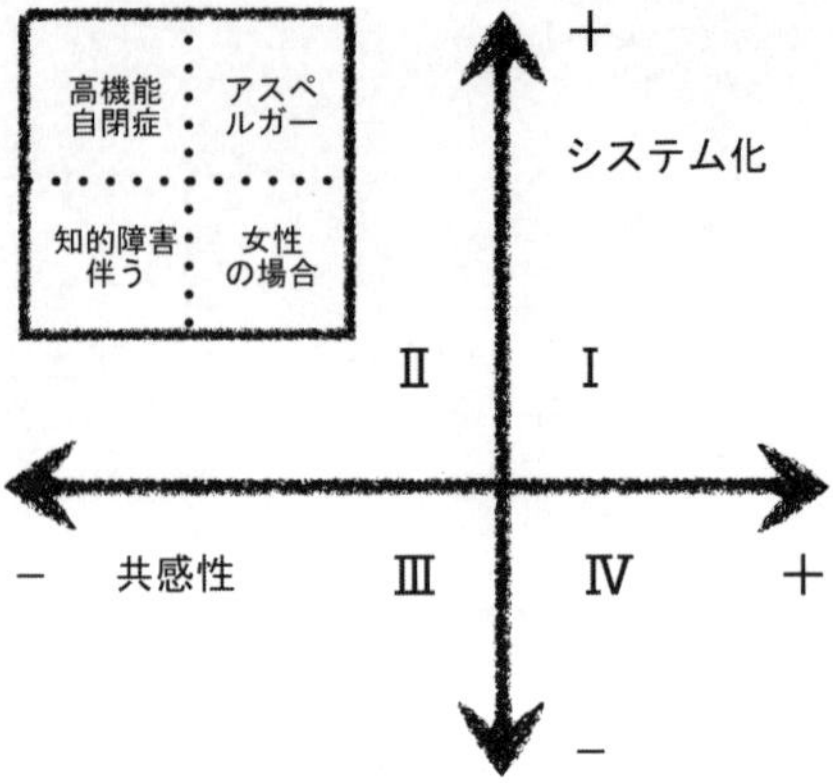

図24　自閉症のサブ・グループが現れやすい位置

ラム指数（ＡＱ）との相関が高く、また、自閉症の中でみると、女性の方が感覚過敏の特性が強いことを示している。これは今述べてきたことに符合する事実なのではないか、と思う。

以上述べてきたことにもとづき、自閉症の各サブグループが現れやすい位置を示すと図24のようになる。

この本の「はじめに」で述べたように、現在では自閉症は「自閉症スペクトラム」という名のもとに、多くの特性をもつ人々を含むようになっている。しかし、その多様性と連続性を捉える枠組みはまだ確立していない。ここで述べてきたことは、この問題を解決していくための糸口になるのではないか、と思う。

○男性脳のもうひとつの影響

ところで、この章では、バロン＝コーエンの説に従い、システム化が高く共感性が低い、という男性脳の特性によって自閉症が男性に多く現れる、と考えてきた。しかし、理由はそれだけだろうか？　それに加えて、男性というもののもつ別の特性の中にも、自閉症が男性により多く現れる理由があるのではないだろうか。男性は一般に女性よりも筋力が強く、また、先ほど触れたような人類史的な理由によって戦闘モードに入りやすい特性がある。すると、自分が意に反した方向にもっていかれそうになると、より強く抵抗し、その結果、集団から外れたところに身を置きやすくなると考えられるのである。自閉症の子どもには、大人による拘束に抵抗したり、攻撃したり、破壊したり、脱走したり、という行動がよく現れる。そして、このような姿を見せるのは、自閉症の中でも男児に圧倒的に多く、女児には少ない。自閉症が男性に現れやすい理由は、もちろん、バロン＝コーエンの説にもとづくところが大きいと思うのだが、行動を現すときの男女のパワーの差も、男性の方により多く自閉症状を現れやすくしていると思うのである。

8章　感覚過敏と初期発達

○三項関係が崩れやすい

人の発達は人生の初期であればあるほどその変化が激しい。たとえば言語発達についていえば、一歳前後に初語が現れ、三歳前には基本的な文法構造をそなえた文を話すようになるのが普通である。また、このように急速に発達する時期であるだけに発達の遅れも現れやすく、そのため、重度の自閉症は二歳までに診断されることが多くなっている。すると、人がこの時期にどのような感覚刺激に出会い、どのような感覚世界の中で過ごすか、ということは発達にとって重要な問題であるといえるだろう。またそれは、感覚過敏の特性をもつ自閉症児にとっては特に重要な問題である。

では、この時期、自閉症児には何が起きているだろうか？　人は生後、様々な刺激にさらさ

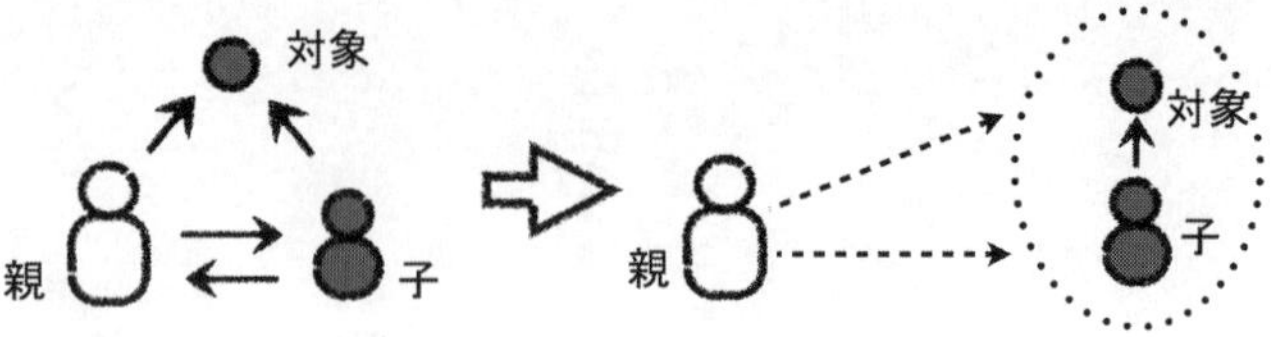

図25　独歩による三項関係の崩れ

れる。現代では、その刺激は多様であり、強度も増している。色彩や素材も様々で、さらにテレビやパソコンや電話などが発する機械音も増加している。感覚過敏をもつ自閉症の子どもたちは早くからこれらの刺激の影響を受けているのである。

しかし、この時期は本来、親による人的な刺激を多く受けるべき時である。生後一年ほどのあいだ、子どもは親の庇護のもとにあり、一人では移動することができない。しかし、それは、子どもにとって幸いなことでもある。というのは、この時期、子は単独でなく、大人と共に対象にかかわることが多く、そこには図25の左図のような三項関係が成り立ちやすいからである。この三項関係というものは、この本の中で何度か述べたように、コミュニケーションの成立の基礎となるものである。

ところが、一歳を過ぎ、一人で移動することが可能になってくると、子は親から離れ、単独で物にかかわることが多くなる。このとき、感覚過敏と人とかかわりにくい特性を合わせもつ自閉症児には、オモチャや水や石ころなどが発する刺激のとりこになってしまう危険が生じるのである。つまり、それまでかろうじて成り立っていた三項関係が崩れ、子と物との二項関係が主流になってしまう（図25の右図）。

◯自閉症の言語消失現象

以上のような経過を経て、一歳過ぎに親子の関係を十分保てなくなると、言語発達の遅れを引き起こす可能性が生じる。そして、それがはっきり現れたのがＤＳＭ‐Ⅳの基準でいう、自閉性障害であり、言語発達には直接的な影響を及ぼさなかったのがアスペルガー症候群である、と考えられる。そこで、ここではまず、言語に遅れが生じた自閉症児たちについて、その経過をたどってみることにしたい。

わが国の児童精神医学界では、一九六〇年代に「折れ線型自閉症」というものが大きな問題になった。二〇〜三〇パーセントの自閉症児がいったん獲得した言語を喪失するという事実からくるもので、言語消失現象ともいわれる。発達が折れ線的に急降下するという意味で「折れ線型」と名付けられたわけである。

実はこの現象にも、いま述べた三項関係の崩れと子と物の二項関係の強まりが関係している、と考えられる。人は単独でことばを身につけることはできない。そこには、ことばを授けてくれる大人の存在が必要である。だから、三項関係が崩れていくのは言語の後退を意味する。それの中に、いったん獲得しかけたことばを失う者がいるのは当然といえる。だから、一九六〇年

表11　自閉症児80名の生育歴調査より

項目	人数	比率（％）
1　言語が消失する	36	45
2　バイバイの動作が消える	31	39
3　目が合わなくなる	50	63
4　呼んでも振り向かなくなる	52	65
5　よく行方不明になる	54	66
6　物への執着が増す	63	79

代に「折れ線型自閉症」と呼ばれた子どもたちは特別なグループではなく、自閉症というものの発生過程を反映していたといえるのである。

私は、このことを確かめるため、一〇年ほど前に、八〇名の自閉症児（アスペルガー症候群ではない）の親にお願いして、生育歴の調査を実施した（熊谷　二〇〇六）。実際にどのくらいの子どもに言語消失が現れたか、またその頃、同時にどのような変化が現れていたか、を確かめるためである。その結果が表11である。

この調査では、最初に一語でもよいからことばが現れ、それを失って言語がない状態が半年以上続いた場合を言語消失と見なした。すると、表に見られるように八〇名中三六名、つまり半数近くに言語消失が現れていた。なお、このうちのほとんどが文字を学ぶことによって後に音声言語を再び獲得していた。その中には一二歳になって再び話し始めた者もいる。つまり、文字（仮名文字）を認知し、それを音と結びつけることができる能力をもっていたといえる。それには、文字と音が一対一に対応する日本語のかな文字の特性や、それを利用した電子オモチャなどの存在も助けとなっていたはずである。

なお、八〇名中四名には親が認める範囲では初語が現れず、その後もことばが現れなかった（ただし、この四名も後にはコミュニケーション手段として絵や写真や身振りを活用するようになっている）。そして、残り四〇名はことばを失わず、その後の言語発達に結びつけていた。しかし、この場合も、ことばの増加が順調だったわけではなく、ほとんどが数語レベルの状態が長く続いていた。つまり、言語消失群と非消失群の境目ははっきりしたものではなく、すべてに言語発達のつまずきが現れていたのである。

○一歳半を過ぎて強まる自閉症状

長いあいだ、自閉症児の生後一年間の様子は謎であり、両親の記憶に頼ることしかできなかった。しかし、数十年前よりホームビデオが普及したことによって、自閉症児の〇歳台、一歳台の様子を映像的に確かめることができるようになった。

そこで私も、親が撮影した四名の自閉症児の映像記録を見せてもらい、行動の変化を追うことにした（熊谷　二〇〇六参照）。すると、〇歳台の映像からは予想したほど自閉症の兆候は見られず、カメラを持つ親が名を呼ぶと視線を返す姿も見られた。ところが一歳台になり、歩行が可能になると、一人で歩き回り、物を探索することが多くなった。親が追いかけ、オモチャをいじっているところに横から手を出したりすると払いのける行為まで見られるようになった。そして、親が声をかけても反応せず、とりつかれたように一人、物に向かう姿が映し出されていたのである。

それは、感覚が物で満たされた状態だったと考えられる。では、このような〇歳から一歳にかけての変化は、先のアンケート結果にはどのように表れているだろうか？　表11に見られるように、この間の変化は言語の後退だけではない。それまで現れていたバイバイの動作が消えたり、目が合わなくなったり、呼んでも振り向かなくなったりしている。つまり、一歳前後に身につきかけていた人とのやりとりの形がビデオ映像と同じく消えている場合が多かったのである。

○歩けるようになってことばを失った子たち

このような変化が現れたのは、歩行ができるようになって物の世界に自由にかかわれるようになったからと考えられる。そして、現代の環境は過去の時代よりもはるかに多くの刺激で満たされている。一方、大人は過去と比べて子どもに接する機会が少なくなっている。気がついたとき、大人は、子と物との二項関係に入り込めず、三項関係を復元できなくなる可能性がある。このことは、表11の５と６の項目にも表れており、よく行方不明になり、物への執着が増

表12　始歩と初語の平均月齢

	始歩	初語
消失群　(36人)	12.4か月	12.3か月
非消失群(40人)	14.3か月	20.0か月

した者が多い。

通常であれば、歩行が可能になり、独力で世界にかかわることができるのは望ましいことである。しかし、それは、親との三項関係が保たれている場合である。この場合は、それまでよりも広い世界を親子は共有することができる。「ねぇ、ねぇ!」「見て、見て!」など、幼い子どもが親に向かってよく発することばはそれを表している。ただし、自閉症児の中にも、芽生え始めたことばを失った者もいれば、それを保ち続けた者もいる。この違いはどこから生まれたのだろうか?

このことを探るために、先の調査で言語を消失した子(消失群)と消失しなかった子(非消失群)について、歩き始めの時期と最初のことばが現れた時期についてたずねてみた(表12)。すると、消失群の方が歩き始めも初語の現れも早い傾向があったのである。つまり、消失群の方が全般に発達が早く、親から独立して行動するようになったことが、結果的には言語消失につながってしまったようである。そして、非消失群は発達が遅く親に頼り、より長く親と共にあったことが、遅く現れたことばを維持させたと考えられる。

○3タイプでの自閉症の現れ

以上の事実は、自閉症の発症とその進行について重要な問題を提起している。自閉症を生みやすい素質は遺伝などによってあらかじめ決まっているにしても、それがどのように現れるかは初期の生育環境が重要な役割を担っていると考えられるからである。この時期に子どもを過度に刺激的な環境に置かないこと、また、干渉的でないやり方で子どもに接し、親と共にあることを心地よく感じるような場を作っていくことが大切だろう。

しかし、いったん自閉症状が進行し、子が親から離れて二項関係の世界を作ってしまったとき、そこに通常の三項関係を再建するのは簡単でない。そのとき、自閉症の子は三種類のパターンで大人に対応するようになる。それはちょうど、ウィングのいう、自閉症の3タイプ、つまり、孤立型、受動型、奇異型（ウィング　一九九八、フリス　一九九一など）に対応している。

コミュニケーションが望ましい形で成り立っているときには、二人の人が対等の立場でまわりの世界にかかわっている。そこには広い共有世界にもとづく三項関係が生まれる。しかし、いったん自閉症状を呈した子どもが大人と同じ場面に入ったとき、そこには図26に表したような、対等でない勢力範囲にもとづく、いびつな三項関係が生まれると考えられる（実線の内部は強い勢力範囲を、点線の内部は弱い勢力範囲を表す）。それがウィングが示した自閉症の3タイ

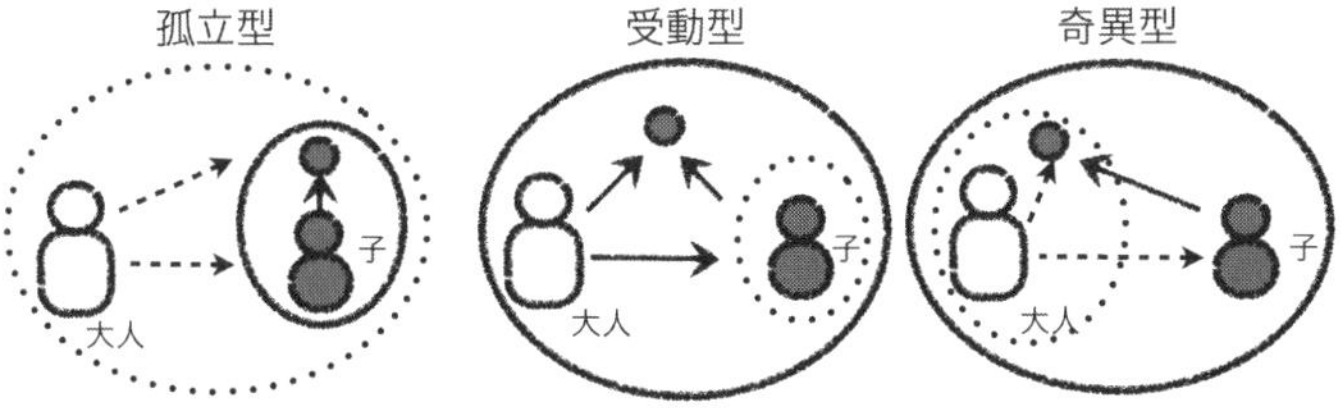

図26　自閉症の3タイプと占有領域の違い

プである。

孤立型は七歳以前の自閉症児の半数に現れるといわれる。このタイプは子が自ら確立した二項関係の世界（実線による円）の中にいようとして、大人が切り開こうとする世界を無視する。そして、もし大人が自分たちとの境界をこじ開けようとしたら、払いのけたり混乱してパニックになるだろう。

次に受動型は、大人に主導権を譲り、大人の指示のもとで動く状態である。受動型は孤立型から移行してくることが多いといわれる。介入してくる大人に領地（実線による円）を明け渡した状態といえるだろう。

最後に奇異型は、子どもが無制限に領地（実線による円）を拡大した状態である。見知らぬ人に語りかけたり、体を触ったり、人の持ち物に手を出したりする。この場合は、大人の方が領地を譲り、子の行動に合わせた状態といえるだろう。

以上は、いずれも、子と大人が対等の関係でかかわっていない。実質的には三項関係になっていないのである。では、どのようにすれば、自閉症の人たちとよい関係を作っていくことができるのだろうか？　次章以下で考えてみたい。

第3部
支援の考え方

感覚過敏があると、特定の刺激が突出しやすくなる。すると、全体を見て対象や行動を選びながら先に進むことがむずかしくなる。そこで、環境を整え、選択肢や進む方法をわかりやすく提示し、支援していこうとするのが構造化という考え方である。構造化は、同時に多くの刺激を捉えることができる、視覚という感覚を用いると実現しやすい。しかし、それだけが構造化と考える傾向も生まれている。構造化による助けは、音やことばや動きのリズムの中にもある。それら全体を含んだ構造化を探ってゆきたい。

もうひとつ大切なのは、自閉症の人も、人と共に学ぶという特性がまったく欠けているわけではないということである。ただ、その特性が現れにくい条件があるだけである。だから、それを目覚めさせることが大切である。そこで、自閉症に特化した個別の支援だけでなく、共同と協働の中での、人としての普遍の学びを引き出す支援についても探ってゆきたい。

9章　自閉症の人と共存・協働していくために

○共有の場所と自分の場所

自閉症の人の特性は改善することはあっても、基本的には一生消えないものである。だから、自閉症の人の感覚や行動を通常の人と全く同じようにし、通常の人といつも同じ場で同じように行動することを望むことはできない。そこで、両者の違いを認めたうえで共存していくことが必要となる。

自閉症の人たちが感覚過敏の特性をもつため、人々から離れたところで事物とひとり向かい合うとしても、それ自体は悪いことではない。そのような場面で、職人的な仕事を深めたり、独自のアイディアを生み出す人もいる。すでに述べたように、天才と呼ばれる人々の中には、幼児期に自閉症もしくはその周辺の状態にあったと考えられる者が多く、ニュートンやアイン

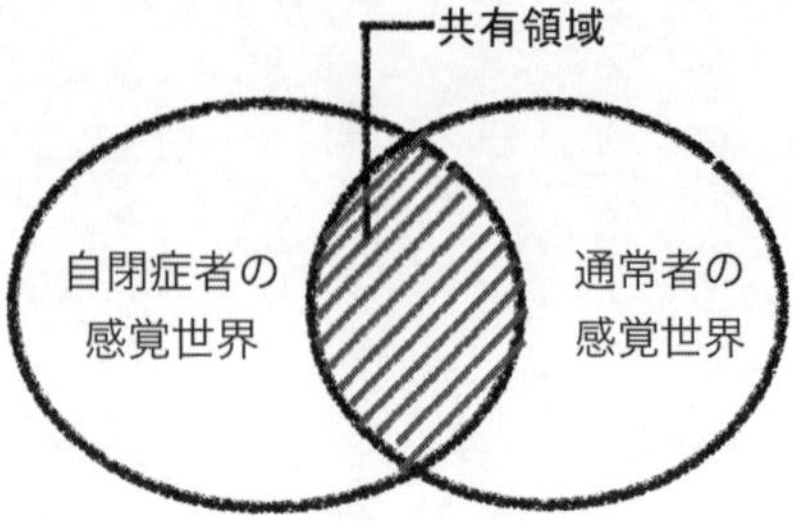

図27　自閉症者と通常者の感覚世界の交わり

シュタインはその代表例である（熊谷　二〇一五）。しかし、人々との断絶が深く、人間の基本的な能力である言語さえ獲得できなくなったとしたら、将来芽を出すかもしれない潜在的な能力を育てることもできなくなる。

そこで、自閉症の人が生きやすい世界を確保しつつ、必要なところでは共に活動することができる、共存・協働の方向を目指していく必要がある。

これまで述べてきたように、自閉症者は過敏な感覚世界を生きている。だから一般に強い刺激は好まず、自分にとって好ましい方法で外界にかかわっていこうとする。しかし一方、通常の人々の中には、刺激への耐性が大きく、強い刺激と変化を望む者が多い。また、現代のような宣伝の時代には、商品についての情報がより強い刺激を発しながら、より高い頻度で示されてくる環境がある。現代の刺激の総量は過去とは比べものにならないほど多くなっているはずである。

このような環境の中で感覚過敏の特性をもつ者が生きていくの

は大変である。だから、図27に示したように、自閉症者と通常者のそれぞれの感覚世界を確保しつつ、両者の交わりの部分を整備していくことが必要だろう。なお、自閉症者と通常者では、他の人々との交わりの部分の大きさは違う。通常の人は、まわりの人たちと場所と時間を共有することで多くのことを学び、また楽しむことができる。しかし、自閉症の人にとっては、そこに長く留まることは疲れることであり、ストレスを貯めることである。だから、自閉症の人には、生活し学ぶための特別な場所が必要であり、また、共有の場にいても、落ち着いてひとりで仕事ができるためのスペースを用意しておく必要がある。

では、どのようにしたら、そのような環境を作ることができるのだろうか?

○刺激の少ない生育環境の保障

そこで、子どもが生まれて、まず、するべきことは、過剰な刺激の中にさらさず、落ち着いた環境の中で親子の関係を作っていくことである。自閉症となる素質には遺伝が関係しているにしても、その発症の仕方には生後の環境が深く関係している。その環境を整えることは、後に自閉症という診断を受ける、受けないにかかわらず、すべての子どもにとって必要である。

しかし、一方、発達初期の刺激は多ければ多いほどいい、という発想もある。前章でも述べたように、初期であればあるほど、子どもの発達的変化は大きい。だから、この時期にできるだけ多くのことを吸収させせようとする考えで（井深　一九七一など）、早期教育の潮流として、今も大きな影響力をもっている。早期教育は、スポーツや芸術などの分野で限られた技能を高めるうえでは確かに大きな成果を上げている。しかし、井深の著書の題名にあるように、「幼稚園では遅すぎる」という発想から、子どもになるべく早くから多くのことを詰め込もうとする動きを生み出してきたというのが実情ではないだろうか。

早くから多量の刺激を与えられることは誤った学習を生み出す危険もはらんでいる。学習は脳の中では、細胞のあいだをつなぐシナップスの増加として表れる。そして、このシナップス結合の密度は早くも一歳前に最高に達することがわかっている。その後は、むしろシナップスが刈り込まれていく中で、子どもは成長していくのである。そして、さらに最近わかってきたことは、自閉症者では、この刈り込みの割合が通常の場合よりも少なく、シナップスの過剰な状態が続いている、ということである（Columbia University Medical Center 2014）。つまり、発達とは学習をむやみに増やすのでなく、むしろ精選していく過程である、と考えられるのである。幼い子どもがまず学ぶべきことは、基本的な生活習慣や親子関係などであり、その中でことばも芽生えてくる。しかし、過度の刺激はそれ以外のものを多くもち込み、基本となる学習を阻害する可能性がある。感覚過敏をもつ自閉症の子どもの場合は、その危険がさらに大きくなるのである。

だから、この時期には、子どもを過剰な刺激の中にさらさず、落ち着いた環境の中で親子の関係を作っていく必要がある。また、テレビや電子機器などから多量の刺激を受けることのない状態にし、すぐ手に取ることができるところに多量のオモチャや食品などを置かないようにすることが望ましい。刺激の多い現代の環境の中にあっても、子どもたちの多くは刺激の選択能力をもち、大人からの働きかけを受けとめ、大人と共有できる対象を見分ける能力をもっている。しかし、それがむずかしい子どもたちもかなりの割合でいることを忘れてはならない。そして、この危険があるかどうかをすぐには判定できない以上は、子どものまわりの刺激を増やしていくことについては慎重であるべきだと思うのである（ちなみに、日本小児科学会は、二〇〇四年に、テレビ視聴が長い家庭の子どもの有意義語発生が遅れやすいという調査結果にもとづき、「乳幼児のテレビ・ビデオ長時間視聴は危険です」という提言をおこなっている）。

◯集団の場での刺激の制限

その後、子どもが家庭中心だった生活から集団の場へ、つまり、保育園や幼稚園などに入っていくと、環境は大きく変化する。そこは自分中心のルールでなく、集団のルールで動く場所である。また、そこは人も多く、物や音も多く、刺激の総量は、感覚過敏でない通常の人の感覚を標準にして設定されている。だから、イヤーマフなどを着用させて刺激を低減するのが必要になることもある。自閉症の子の親にとっては、わが子に対して配慮のある施設を選ぶことが必要になるのである。

就学前施設から始まって、その後、学校、職場と、自閉症の人も一生、集団的な場に身を置かなければならない。感覚過敏をもち、また集団の中でのルールがわかりにくい自閉症の人にとっては、つらく、疲れやすい場所となることが多い。

そこで、自閉症者に対しては、通常の場所とは別に、静かな特別の場所を保障するのが必要になることがある。彼らが一定時間そこにいることを認め、人々との共有領域にいて疲労したり、ストレスによって興奮したときに、そこに戻ることができるようにしておくことが望ましい。

米国ノースカロライナ州で一九六〇年代の末に自閉症者の療育のために始まったTEACCHプログラム（次章で詳述）では、教室や職場の一角にカームダウン・エリアと呼ばれる場所を用意して、このようなときに一時的な避難ができるようにしている。そこは、パーティションなどで区切られ、光や音が低減されているだけでなく、音楽を聞いたり好みの活動をすることで感覚を安定させることができる場所である。

また、共有領域の中でも視覚や聴覚の刺激をできる限り低減させておく必要がある。通常の人は雑多な刺激の中から必要なものを取り出すことが得意である。しかし自閉症の人は、ひとつひとつのものにいちいち反応してしまい、結果として必要なものにたどり着けないことが多い。だから、学習や仕事をしていくうえで基本的に必要なものだけを配置した、整備された環境を作る必要がある。余分なものは見せず、余分なことばは浴びせかけず、一番大事なものだけを示し、他は隠しておく。そうすることで、コミュニケーションの基本である共同注意と三項関係が成り立つのである。

このような工夫は、個別の仕事が多いときは通常人にも必要である。現代のオフィス環境では一人一人にパーティションなどで区切られたワークエリアが用意されていることが多い。なお、感覚の中でも聴覚は自分では刺激を選択したり操作したりしにくく、苦痛を伴いやすい。だから、大音量の放送や運動会でのピストル音などはできるだけ控えるべきである。なお、私が知る、ある自閉症児の場合はチャイム音を非常に恐れていた。そこで、自らチャイムの放送スイッチを押す係りになることで、この恐怖を回避することができた、という例がある。

○集団の場のルールの見分け

集団の場は、刺激が多いだけでなく、自閉症の人にとってはわかりにくい多くのルールで成り立っている。どこで誰と何をするのか？いつまでするのか？などがわかりにくい。通常の人は一般に、人々の動きを探りながら徐々にそこに入っていくことが得意だが、自閉症の人はそのようなことが苦手である。

そこで、人々の中で徐々に学ぶというより、全体の様子を外側から俯瞰して、一挙に学ぶという方法がとられることが多い。それが「構造化」と呼ばれる方法である。構造化は、時間の進行や場の役割などを全体図としてわかりやすく伝える方法として、先に紹介したＴＥＡＣＣＨプログラムでもっともよく用いられているものである。

なお、この「構造化」には多くの方法があり、また、今後、考えていくべき多くの問題を含んでいる。だから、次章以下で詳しく説明してゆきたい。

○自分の時間の使い方

ところで本章の始めで、自閉症の人には人々と共有する感覚世界と自分固有の感覚世界があることを述べた（図27）。集団の場は人々と共有する感覚世界だから、自閉症者にとっては自分の感覚に十分には合わず、ストレスがたまってくる。だから、別に自分に合った自由な空間をつくっておくことが必要になる。

しかし、いざ自分だけの空間に戻ってみると、そこで何をしたらよいかわからず、極端に活動量が落ちてしまう自閉症の人が多い。自閉症スペクトラムの人の中でも、高機能自閉症の人やアスペルガー症候群の人は趣味や独自の活動分野をもっていることが多い。しかし、そのように自分でプランを立てることができない人々も多い。

人間は他の動物と違い、それぞれの状況の中で、どこで何をいつまでするか、を判断して行動しなければならないようにできている。そのことによって格段に行動の選択肢や自由度が増えたわけだが、一方で自分を客観的に見ることが必要になった。行動を計画するということは、別の時間や別の場所にいる自分のことを今の自分が前もって考えるということである。つまり、自分のことを他人のことのように見る力が必要になる。この力を身につけるためには、その前に、多くの人々がいる集団的な場面で大人からの指示を受けたり、他の人の行動を見ておく必要がある。だから、一人の時間を充実させるためにも、人々の動きが見える、集団的な場の経験が必要になるのである。

自閉症の人の生活指導については、余暇活動の支援が問題になることが多い。重い自閉症の人の場合は、自分で活動のプランを作ることがむずかしく、結局、支援者がプランを作ることになる場合が多い。

このように自閉症者は、自由が与えられても、それを自由に活用できなくなることが多い。人間というものは、自分の活動でありながら、それを自分だけの力では組み立てることができないところがあるのである。では、それをどのようにすれば身につけることができるのだろうか？　また周囲の人はそれをどのように支援していったらよいのか？　次章以下で考えてゆきたい。

10章　構造化という方法

○人の行動はどのようにできているのか？

自閉症の人はなかなか集団行動の中に入っていけないことが多い。いつ入ったらいいのか？どこに入ったらいいのか？　気がつくと、人々はすでに動き出している。だから、結局、様々な刺激に誘われながらあたりをさ迷うことになる場合が多い。

そこで、いきなり集団でなく、個別の課題を個別の場で与えてみると、そこには入っていけることが多い。しかし、課題のどこから、どのような順序で、何に向かって行動を進めたらよいかわからなくなる場合もある。だから、結局、その場を離れてしまうことも多い。

このようなとき、自閉症の人はなぜ行動を進めることができないのだろうか？　また、これとは違い、通常の人々はなぜ、これらの場面に対応できるのだろうか？

○選びながら先に進む構造

たとえばどこかに行くとする。すると、どこかから出発し、どこかを経由し、どこかに到着する。あるいは、何かを作るとする。すると、材料を選びながら順に組み立て、完成させる。このように、行動には、選びながら先に進む構造がある。

しかし、幼い子どもには、まだこのような手順が確立していない。目の前の刺激に動かされ、刺激の中をさ迷うことが多い。とりわけ自閉症の子どもは、感覚過敏があるだけに、まわりのひとつひとつの刺激に強く動かされてしまう。だから目的に沿った行動を先に進めにくいのである。

一方、通常の子どもは、このような状況の中で、まわりの人の動きを見ながら、選び方、進み方について学んでいく。また、仲間がいるときには、待ったり、追いついたり、見比べたりして、互いの行動の進度を合わせる。しかし、自閉症の子どもは、このような方法で行動を組み立てることが苦手である。そこには、３章で述べた、人という刺激の捉えにくさや、７章で述べた、人への共感性の乏しさが関係している。だから、他の人の行動を基準にし、それを参考にして行動を組み立てるのがむずかしくなるのである。

○頭の中に選択肢を作るのがむずかしい

自閉症の人がうまく行動を先に進められないことの背景には、人から学びにくいことの他に、やはり感覚過敏が関係しているのではないかと思う。その一例として、自閉症の子どもの中には道順のこだわりを示す者がよくいる。ある場所に行くのに、いつも同じ道を通らないと承知しない。それに対して、親は他の道を通りたい場合が多いから困るのである。しかし、子どもにとっては、ある道順のイメージがあまりにも鮮明に残っていると、そのイメージに沿って目の前の景色が開けてこないと納得できないのである。このような感覚の現象は、1章の図1に示した、ひとつの感覚が枠を占領して他を排除している状態と同じである。だから、強くイメージされているものが、そのよしあしとは関係なく選ばれてしまうのである。

このようなことは、自閉症の子が課題に向かっているときにも起こる。私はこれまで何度も、多くの自閉症児と通常の児童を対象に認知機能を調べるためのテストを実施してきた。そのとき、いつも見られたのは、通常の児童は迷いながら答えを出すことが多いのに対して、自閉症児たちは迷わず次々に答えていくことが多い、ということである。通常の児童が迷うときは、検査者の大人の様子を気にしている場合もある。しかし、大人の方は見ないで、ひとりで迷っていることも多いのである。このような場合、通常の子どもは、頭の中に答えの候補となる選択肢をいくつか作り、そのあいだで迷っていると思うのである。これに対して自閉症の子は、ひとつが浮かぶとそれが他を排除してしまうから、迷う必要がなく回答が速くなると考えられる。

頭の中に選択肢があるということは、こだわりから逃れ、柔軟な思考ができるということでもある。人と共に行動するときには、自分の案だけを通せない場合が多い。他の案を選ぶ余地も持っていなければならない。また、妥協することができるのも、他の選択肢を認め、受け入れることができるからである。

○「構造化」という方法

では、自閉症の人が適切に選択肢を作りながら行動を先に進められるようにするには、どのような方法を用いたらよいのだろうか？　彼らは、他の人に依存し、共同の場の流れの中で、選び方、進み方を決めていくことが苦手である。そこで、あらかじめ、行動の選び方のイメージを自分の中にもっていることが必要となる。では、そのイメージはどのようにして作られるのか？——それは、あらかじめ配列された材料や案内図やルールなどであると考えられる。

私自身の古くからの経験からしても、自閉症の子は、人がそばから声をかけ、手を出すことは好まず、目の前にある材料や指示書にもとづき動き出すことが多い。また、パソコンが発する音声には実に素直に応じ、行動を進めていくという様子も何度か見られた。

そこで、選び方、進み方を目で見て確かめることができるようなしくみを、あらかじめ作っておくことが必要になる。そして、このようなしくみを「構造化」ということばのもとで組織的に作ってきたのが、前章でも少し取りあげたＴＥＡＣＣＨプログラムなのである。

○ＴＥＡＣＣＨプログラムの構造化

ＴＥＡＣＣＨ（ティーチと読む。**T**reatment and **E**ducation of **A**utistic and related **C**ommunication handicapped **CH**ildren の略称）プログラムとは、一九六〇年代の終わりに米国ノースカロライナ州でショプラーらによって始められ、今では世界に広がっている、自閉症児に対する治療・教育プログラムである。このプログラムには、親を共同治療者にすることなど、いくつかの特徴があるが、指導の基本となっているのが「構造化」という方法なのである。

ＴＥＡＣＣＨプログラムでは、自閉症を、まわりの状況が理解できず、どのように行動したらよいかわかりにくくなっている状態と見なしている。そして、状況の意味をわかりやすく伝え、行動の進め方を案内する立場をとっている。そこで指針としているのが「構造化」という考えである。

構造化には、スケジュールの構造化、教室の構造化、教材の構造化などがある。ＴＥＡＣＣＨプログラムが優れているのは、自閉症児に対して、選び方、進み方を常にわかりやすく示しているからである。このことを具体的な場面について見てみよう。

図28は、スケジュールの構造化と教室の構造化の例を示したものである。この例では、教室の中の四つの活動が四枚のカードとなり、入室すると、スケジュールとして目の前に示されている。また、教室は、四つの活動に対応した四つのエリアに区分されている。子どもはスケジュールカードを上から順に取り、そのカードと同じ絵が描かれたカードポケットのあるエリアに行き、そこでの活動をおこなう。そして、その活動が終わると、スケジュールのところに戻り、次のカードを取り、同じことを繰り返すのである。

また、図29に示した、ひも通しの教材では、完成した形が見本として上部に示され、その前にひもとビーズが置かれている。子どもは、ひもの先をつまみ、見本を見ながらビーズを選び、ひもに通していく。このように、材料と見本がセットになって示されているので、選びやすく、進みやすい構造になっているのである。

❍感覚過敏と構造化

TEACCHプログラムは、自閉症者の感覚過敏に対応した指導法として、特に銘打って開発されたプログラムではない。しかし、随所に、それを配慮した工夫がなされている。感覚過敏があると、まわりの刺激に動かされて注意がそれやすい。これについては、教室や仕事の場

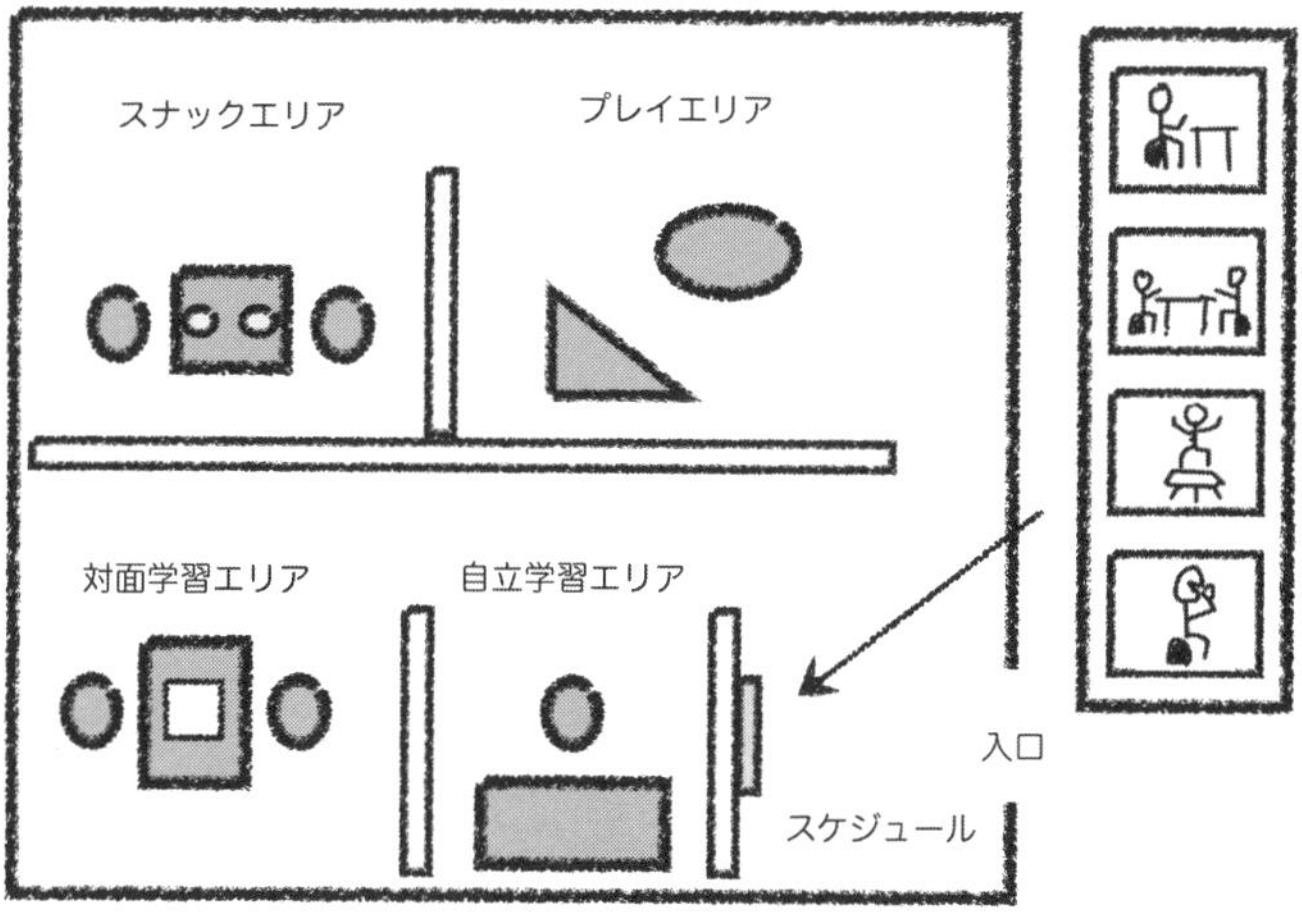

図28　教室とスケジュールの構造化

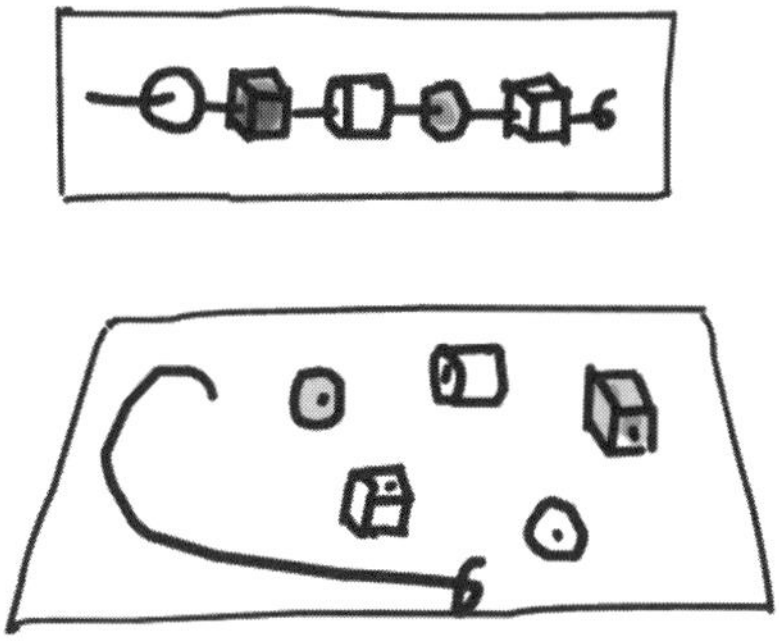

図29　ひも通しの教材の例

所を各エリアに区分して、そこでの活動に関連するものだけに目が行きやすいようにすることによって対応している。また、各エリアは壁やついたてで仕切られ、他に目が行きにくくなっている。さらに、ＴＥＡＣＣＨプログラムでは非常に多くの教材が準備されているのだが、それらのほとんどは別室に収納され、いま必要なものだけが目に留まりやすいように配置されているのである。

それからもうひとつ、ＴＥＡＣＣＨプログラムが自閉症者に合っているところは、そこでおこなわれる活動のほとんどが繰り返しのある、ルーティーン的な構造をもっているということである。教室の中でおこなわれる活動や課題は様々だが、そのすべてについて始めと終わりがはっきりしており、同じような仕方で選び方と進み方が示されている。だから、いつも同じ心構えでそれらに臨み、活動に入っていける。これは、感覚過敏があるため新しい場面から過度の刺激を受け取って混乱しやすい自閉症の人にとって非常にいい環境になっていると思うのである。

○場面に枠をつける効果

それから、視覚による構造化のもうひとつの利点は、教室をエリアに区切ったり、場面を絵カードで表したりと、注目すべき刺激の範囲を枠をつけて示していることである（図30）。

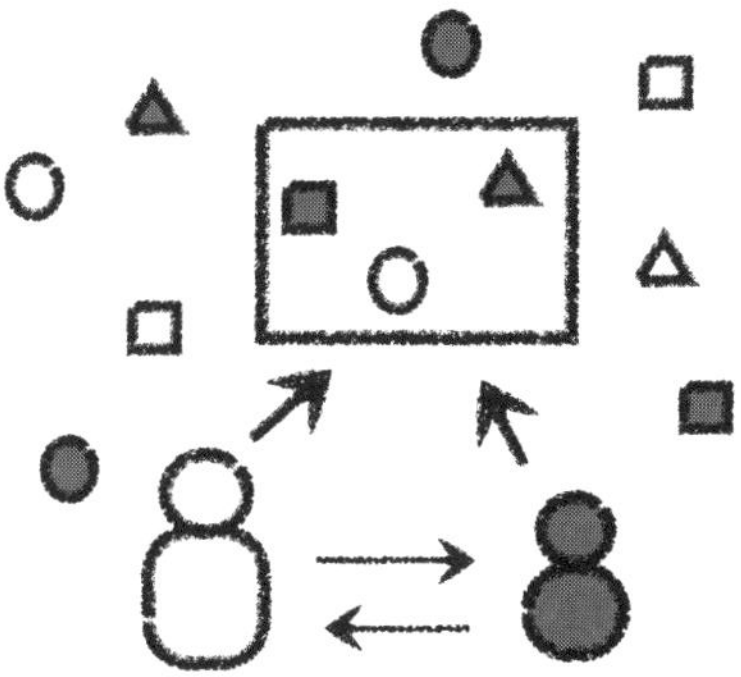

図30　刺激への枠付け

現実の場面には枠がないことが多い。だから自閉症者は、刺激に動かされるまま、大きく、または小さく、そして様々な方向に自分だけの感覚の枠を作り、すぐにその枠いっぱいに刺激を取り込んでしまうことが多い（1章の図1）。通常の人は、周囲の人と共有しやすい方向や大きさで感覚の枠を作る能力に長けているのだが、自閉症者にはそれがむずかしいのである。しかし、自閉症者も、室内が区分されていたり、テーマがカードや絵で表示されていたり、テレビ画面で示されていたりすると、自分の感覚の枠をそれに合わせることができるのである。

❍様々な構造化

以上述べてきたように、ＴＥＡＣＣＨプログラムは自閉症の特性に合った方法であり、また、主に視覚を用いた構造化がおこなわれている方法である。その理由は、２章や４章で述べたように、視覚は目の前にあるものの全体を見渡し、それらを関連づけるのに適した感覚だからである。

だが、このような流れの中で、「構造化」というと、ＴＥＡＣＣＨプログラムでよく用いられているものや視覚によるものだけを頭に浮かべ、利用する傾向が支援者のあいだで生まれている。しかし、構造化という考えは、もっと広い立場から捉えるべきものではないだろうか。

視覚というものは、広い範囲にある対象を捉え、そこから何かを「選ぶ」ことに関しては特に優れた感覚である。しかし、視覚とは、もともと、外界の視覚刺激を受け取る、受動的な感覚である。だから、動くという能動的な活動に直結しないところがある。つまり、「進み方」を身をもって学ぶことにつながらないところがあるのである。だから、自閉症児のために長いスケジュールを作り、それだけで一連の行動を引き出すことができると期待する親や教師がいるが、それだけで自動的に行動が生まれるわけではない。

「進み方」については、聴覚や音声や運動を用いる方が、身をもって学ぶうえでは適したところがある。そこにはリズムやメロディがあり、時間的な進行のパターンを学ぶうえでは優れている。つまり、進み方の時間的な構造を身につけることができるのである。だから、そのテンポに体の動きを合わせることで、行動の流れをコントロールできるのである。

障害児教育や幼児教育では、古くから、リズム運動や音楽療法が用いられてきた。ピアノに合わせて、進む、止まる、の動きを生み出したり、楽器を用いて、弱い、強い、単発、連続などのリズムを生みだし、また、それを他の人と合わせる活動がおこなわれる。これらも、「進み方」に照準を合わせた構造化といえるだろう。

11章　言語による構造化

○ことばによる行動コントロール

一日のスケジュールが決まっていて、この活動の次はこれ、とわかっていても、どのタイミングで次の活動に入っていったらよいか、自閉症の人はわからなくなることがある。予定がスケジュールカードで示されていても、カードには活動の中の詳しい時間進行までは書かれていない。

活動には始めと終わりがある。構造化による指導では、完成したら終わり、入れるものがなくなったら終わり、というような、始めと終わりがわかりやすい教材を用いて、この活動の流れを身につけさせるようにしている。しかし、たとえばゲームに熱中しているときのように、終わりが見えにくくなることもある。このようなときには時計やストップウォッチが用いられる。針の進み具合やピピピッという合図が活動の終わりを知らせるのである。

活動にはいつも時間進行が伴っている。しかし、時間というものは目に見えない。そのため、時計やカレンダーが生まれたわけだが、人が動きのタイミングをとるためにもっともよく活用しているのは、やはりことばである。


「よーい、スタート！」

「ハイ！始め！」

「まだまだ！」

「こっち、こっち！」

「ちょっと待って！」

「ストップ！」

「ハイ！終わり！」

「よいしょ！」


私たちは、このようなタイミングをとるためのことばを人に発し、また発せられるだけでなく、自分自身に向けても発している。そして、その力を借りて行動をコントロールしている。

だから、自閉症の人も、この力を利用できるようになることが望ましい。

音声は、ある瞬間を捉えることができるものである。時間というものは、ずんずん先に進んでしまうので、そこにクサビを打ち込み、切り替えのポイントにすることが必要になる。そのとき、使われるのが、ことばである。だから、音声は、時間進行の中で各ポイントの位置をわかりやすくする、視覚とはひと味違う構造化の方法であるといえるだろう。

○視覚メッセージと音声メッセージの違い

ここで、視覚によるメッセージと音声によるメッセージの違いについて考えてみたい。

多くの要素を含む刺激をひとまとまりの空間として示しやすく、また本人にとっても捉えやすくするのは視覚を用いる方法である。だから、前章で述べたように、TEACCHプログラムでは、視覚による構造化を多用することによって、自閉症の人に行動の枠組みをわかりやすく提示してきた。そのアイディアにもとづき、教室を、教材を、スケジュールを構造化していくのである。構造化された空間では、不用な刺激が取り払われ、自閉症の人の注意がはみ出してしまうのを抑制し、共有すべき空間と時間の進行の中に留まることを助ける。だから、これは基本となる方針であると考えられる。

視覚刺激は、消えずにそこに残るという特性があるためにメッセージを残すうえでは有効である。しかし、この「残る」という特性は、次々に行動を切り替えていくうえでは妨げになることがある。切り替えるということは、前のものを消して次のものを現す過程だからである。東田直樹さんは、このことに関連する問題について、次のように書いている。それは、スケジュールを決めていく場合についてである（二〇〇七）。

予定は予定であって決定ではないと分かっていますが、一度決まったことが守られないのが納得できないのです。僕は、変更も仕方がないと分かっています。それでも、脳が僕に『それはダメだ』と命令するのです。だから、僕自身はあまり時間やスケジュールを視覚的に表示することは、好きではありません。

直樹さんは、「視覚的に示されると強く記憶に残りすぎて」とも述べている。自閉症の人がかかえる困難は、イメージをもちにくい、というよりも、イメージを消しにくい、というところにあることが多い。特に視覚的なイメージは明確な姿で浮かびやすく、消えにくい。すると、直樹さんのように、すでに思考や行動の幅ができている場合には、カードやスケジュールの映像はいつまでも残るので足かせの役割をしてしまうのである。

直樹さんは、「予定は前もって話してもらった方が良いのです」といっている。これは、直樹さんの場合は、ことばの理解力があるからいえることではある。しかし、そこには、視覚を用いる方法だけでは限界があり、ことばの方が柔軟性をもった表現が可能である、という理由も含まれている。

視覚的なメッセージは物としてそこに留まるので、大人と子どものあいだのやりとりの基本を学ぶうえでは大切である。しかし、直樹さんのように自分で自分の意思を確認できる場合は、この、消えずにそこに留まるという働きは必ずしも有効なものではない。一方、音声は、発せられているあいだだけ現れ、すぐに消えていくため教材としての安定度は低い。しかし、物事の進行に合わせて自由に出し入れできるという性質をもっている。そのため、メッセージをきめ細かいタイミングで発信できるのである。

❍動き出せない体

人間以外の動物は、ほとんどの場面で、本能や初期に身につけた学習にもとづき、素早く自動的に動くことができる。しかし、人間は反射や習慣化している行動以外では、その都度判断して動かなければならない。その行動が禁止されているのか、許可されているのか？　自分はそれをしたいのか、したくないのか？　そして、どのタイミングでそれに取りかかったらいいのか？

通常の人は、８章で述べたように、幼い頃から「待って！」「こっち、こっち！」「いいよ！」など、大人によって判断のことばをかけられ、次第にそれを自分自身のことばに変化させている。だから、自分で判断して動くことができる。しかし、自閉症の人は、このしくみがうまく身についていないところがある。

自閉症の人にも、状況を見て判断し動くしくみが組み込まれてはいる。だが、そのしくみを動かすためには、何をしたらよいか、いろいろ候補を立てて、どれかを試してみる必要がある。しかし、すでに2章の末尾と5章で述べたように、自閉症の人は感覚過敏のため受動的になってしまい、「ともかくやってみる」という最初の一歩を踏み出しにくいところがある。そこで、動きが止まってしまうか、やみくもに動き出してしまうかのどちらかになりやすいのである。東田直樹さんは、「合図がないと動かないのはなぜですか？」という問いに答える形で次のように述べている（二〇〇七）。

自閉症の人が何か行動するとき、言葉の合図が無ければ次の行動に移れないことがあります。例えば、誰かに「ジュース飲む」と言って「どうぞ」と言われなければいつまでも飲まなかったり、「洗濯物を干す」と言って「いいよ」と言われなければ、洗濯物を干すことができなかったりします。

それがなぜなのか僕にも分かりません。

人が自発的な行動をスタートさせるには、徒競走のときの号砲のような合図が必要なのだろう。外からの合図がないときは、通常、自分で合図を出すのだが、直樹さんの場合は、この自分で自分に合図するしくみがうまくできていないと考えられるのである。

直樹さんに限らず、一度行動が止まると、再スタートできなくなる自閉症者は多い。このような場合は、「次は?」、「〜できたね、今度は〜だよ」と声をかけたり、各活動の内容を描いた手順書を見せながら、いましたことと、次にすることを指さし、確認していくことが多い。他の動物と異なり人の場合は、行動に寄り添い、案内してくれるものが必要になる。それがスケジュール・カードだったり、手順書だったり、音声だったりするわけで、このようなものが自分の中に備わってくると、自立して行動できるようになるのである。

○言語の三つの機能

旧ソビエトの神経心理学者、ア・エル・ルリヤは、言語の機能として次の三つを示している（一九六九）。

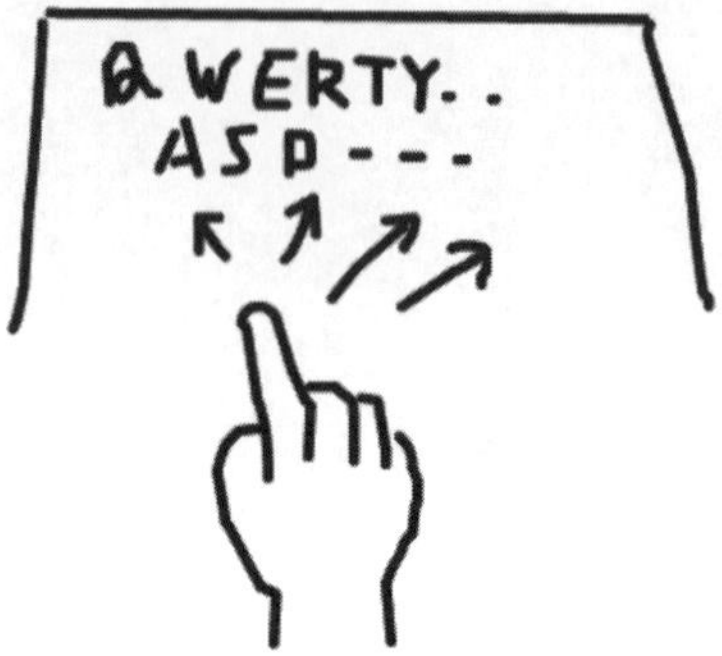

図31　文字による音の選択

一　行動コントロール
二　コミュニケーション
三　思考の道具

これまで述べてきたことは、この中の一の、行動コントロールに相当する。人間の場合は、ことばによるコントロールがないと適切に行動を進めることができない。ただし、ここで「ことば」というのは、音声だけでなく、それに代わる文字やシンボルでもいい。また、タイマーや目覚まし時計の音でもいい。そこには特定の意味が込められているから、言語としての役割をもっているのである。

ちなみに、東田直樹さんは、ことばを用いることができるようになる以前から音声は出すことができた。しかし、それを意思を伝える目的で使用できなかった。実際、直樹さんを紹介するテレビ番組の中で、彼は状況と無関係なことばを発していた。それは、ことばと意味が結びついていなかった時代のなごりであると考えられる。

しかし、その彼が意思を伝えるための音声を用いることができるようになったのは、文字盤

（紙にひらがな五〇音やアルファベットが書かれ、その中の文字を指さしながら音を発していく、手製の道具）を用いるようになってからである。そのとき、指は多くの文字の中から目的のことばを作るものを選んでいく（図31）。

この文字盤を用いる方法には、先に述べた「選びながら先に進む構造」がある。それが、直樹さんの場合、意思に合わないことばが不意に出ることを防ぎ、ゆっくり確かめながら進むことを可能にしたと考えられる。通常の人は、この作業が脳の中の回路としてできあがっているのである。

○ことばと「選びながら先に進む」構造

音を出すときに限らず、ことばは常に「選びながら先に進む」構造をもっている。先に言語の三つの機能を示したが、第一の行動コントロールに限らず、第二のコミュニケーションや第三の思考の道具としての言語も、この構造を私たちに提供している。

コミュニケーションは、人と人が意思交換していく働きである。そのとき、たとえば質問と答え、要求と応答というような形でコミュニケーションは進む。質問や要求に答えるには、それに合ったことばや行動を選び出すことが必要である。このような、言語による意思交換のセットがあらかじめ用意されているから、そこから適切なものを選ぶことで、人はスムーズにコミュニケーションに入っていけるのである。また、第三の思考の道具としてのことばは、このようなコミュニケーションを、たとえば自問自答というような形で自分の頭の中でおこなうものである。また、言語には、色・形・大きさなど、外界にあるすべてのものを分類し、選択肢として用意する働きをもっている。だから、それらにもとづき思考を働かせることは、やはり「選びながら先に進む」構造を利用しているのである。

ことばを使うのは、人として当たり前なことなので、それを構造化と呼ぶことは少ない。しかし、人間は、ことばによる構造化の方法を手に入れたために大きく進歩したといえるのである。

ママ	これ	見て！
パパ	あれ	取って！
先生	本を	読んで！

図32　単語を選び進む構造

○文法の中にある構造化

次に、もうひとつ、ことばの中にある「選びながら先に進む」構造についていうと、文法というものがまさにそれに相当する。たとえば、図32に示した要求文の例を見てほしい。ここには要求の相手、目的物、求める行為が順に並んでおり、また、それぞれについての選択肢が用意されている。子どもは、このような選択肢と進み方のセットを身につけながらコミュニケーションと思考を発達させているのである。

つまり言語は、文字によって音の選択肢を作り、単語によって物や動きの選択肢を作っている。また、文は、だれが、どこで、なにを、という、出来事の構造を作るための選択肢を用意している。そして、音から単語へ、単語から文へ、という、つなげ方のパターンが文法という形で用意されている。さらに、物語になると、起承転結という形で一連の出来事のつながりの構造が用意されているのである。

そこで、以上の全体構造を図示すると、図33のような階層構造を成しており、音から物、物から出来事、出来事から物語と、いろいろなレベルで周囲の状況を整理して示してくれるのである。

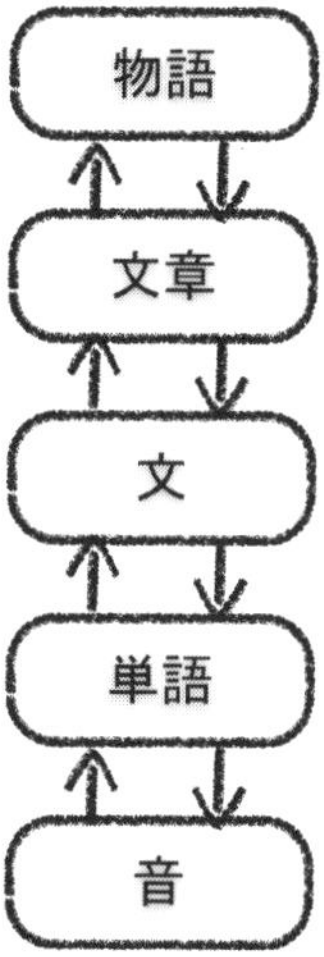

図33　言語の階層構造

ただし、言語を使いこなすのは大変むずかしい。図中に矢印で表したように、話をするには順に音のレベルまで降りていかなければならないし、聞くときには逆に音から順に上がっていかなければならない。これは文章を書いたり読んだりするときも同じである。だから、その過程には、4章で述べたような、自閉症者が苦手なワーキングメモリーを使うことが求められる。だから、幼い子どもや自閉症者は、多くの文章が書かれた本ではなく、絵本や図鑑などを好むことが多く、また、支援にもそれらが用いられることが多い。それらは全体の様子を一目で見ることを可能にするからである。しかし、絵や図は、そのままでは、出来事を知るための材料は提供するけれど、その中の何に注目すべきか、どことどこがどうつながっているかは示せない。だから、やはり、ことばでそれを補足していくのが有効な方法になる。

以上述べてきたように、音声によることばやそれを見える形にした文字は、行動の進め方や物事の捉え方をわかりやすく知らせる働きをもっている。だから、このことばというものを手に入れることができるか否かは、自閉症の人のその後の発達にとって非常に大きな意味をもっている。2章や8章で述べたように、現代は自閉症と診断される人の数は増えたが、発達レベルは全般に高くなっている。それは、言語による構造化の助けを受けることができる自閉症者が増えたためと考えられる。また、この本で何度も引用してきた東田直樹さんが、かつては、ことばのない重い自閉症だったのが、大きな成長をとげ、多くの本を出すまでになったのは、まさにこの、ことばというものを手に入れることができたためであると考えられるのである。

12章　自閉症の中の特殊と普遍

○人だからこそ自閉症になる

自閉症の人には、通常の人と異なるところが多い。こういうところでこうはしないだろう、と思うことをし、こうはいわないだろう、と思うことをいう。表面的にはかなり特殊な人々である。しかし、人としての根本的なところで大きな違いがあるわけではない。実は人間というものの特性の中に自閉症を生むものが含まれているのではないだろうか。だからこそ、自閉症は増えており、また、「自閉症スペクトラム」という名のもとに、自閉症の人と通常の人との境目ははっきりしたものではなくなってきているのだろう。

ではなぜ、この境目を超えて自閉症の方に移行する人々が増えてきたのか？　第一の原因は、すでに8章で述べた、生まれて間もなくの家庭内の環境変化である。そして第二の原因は、この数十年のあいだに特に大きくなった、家庭の外での環境変化である。

人々は、何万年ものあいだ、小さな共同体（多くの場合は村）の中で生活してきた。そこでは互いによく見知った者のあいだの生活があり、仕事があり、遊びがあった。人々が人間関係や仕事の仕方などすべてを学ぶための教材がいつも身近にたくさんあった。だから、もし自閉症を生み出しやすい条件をもっていても、人々はそこでゆっくり生きるための基礎を学ぶことができたのである。しかし、現代は、生活の場と学びの場と仕事の場が分断され、人々は基礎が身につかないまま、学校や社会や職場に出て行かなければならなくなっている。つまり、人の性質に合わない変化が社会に起きているのである。自閉症の特性を多少とも含んでいると、ここでつまずきが現れやすくなってくる。いまは、不登校や離職やいじめなどと絡んで自閉症が発見される場合が多くなっている。

すでに述べたように（11章）、人間は他の動物と異なり、状況を見、自ら判断を下さないと、適切な行動ができないようにできている。しかし、現代では、社会が複雑になり、状況の見方や判断の仕方が非常にむずかしくなっている。このとき、自閉症の人のように感覚過敏があり、また他の人の行動を参考にしにくい特性があると、適切な行動を選び前に進むことがむずかしくなってくるのである。

○個別・特殊・普遍

これまで述べてきたように、自閉症というものが生まれ、現代ではそれが増えているのには背後に共通した理由がある。しかし、同じ自閉症であっても、症状の現れ方は様々である。だから、自閉症の人に出会ってまず感じるのは共通性よりも、それぞれがもつ違いである。そこで、人は皆違うから出会ってみなければまったくわからない、と考えるようになる人は多い。しかし、それまでに多くの自閉症者にかかわってきた支援者は、その人の理解が早く、支援の方法を見出すのも早いのは事実である。

人はそれぞれ違うが、また同じでもある。一見矛盾するようだが、このようなことになるのは、人や物には図34のような関係性があるからである。たとえば、自閉症のNくんは当人にしかない個別の特徴があるが、自閉症者に共通する特徴ももっている。そして、Nくんだけの特徴も自閉症という共通した特徴のひとつの表れであることが多い。経験ある支援者は、ここを見分け、支援を進めていくのである。

また、自閉症というのは、個々の自閉症の人を包む普遍的な特性だが、人間という、より大きな枠組みの中では限られた特徴を示す特殊な症状である。そして、さらに視野を広げていくと、人間というのも動物の中では特殊な生き物ということになる。つまり、個別・特殊・普遍は相互に移行する。

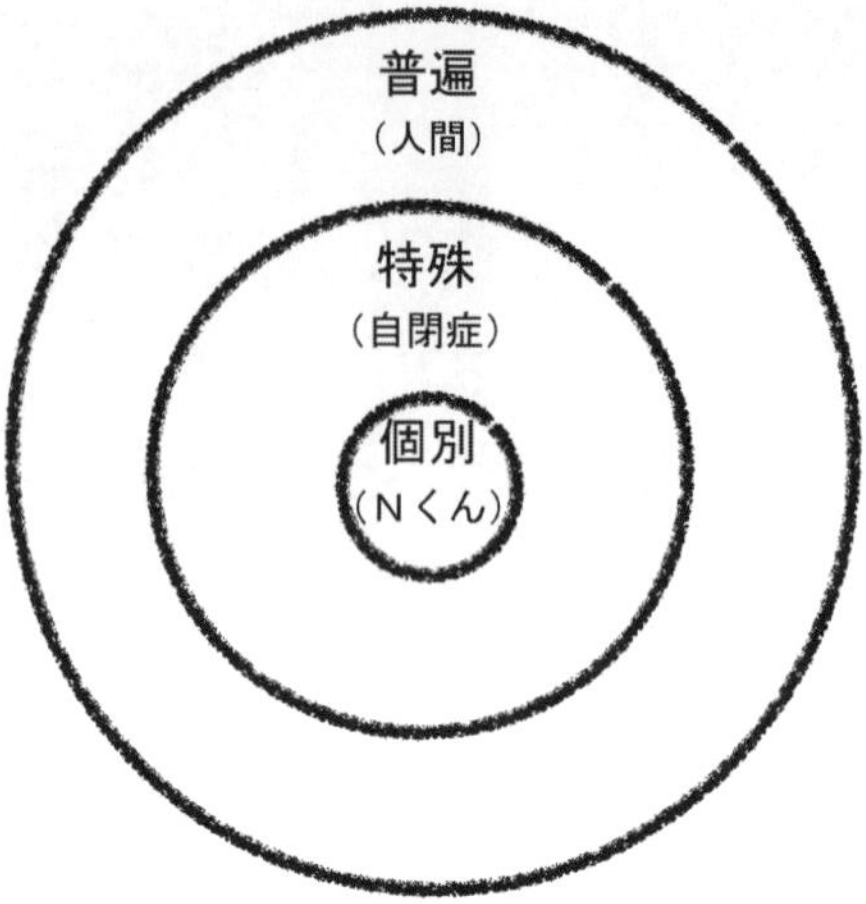

図34　個別・特殊・普遍の関係

このように、一人一人の自閉症者の中には自閉症一般の特性も、また人間としての特性も含まれている。そして、いま、ドナ・ウィリアムズやニキ・リンコさんや東田直樹さんのような自閉症の当事者が書く本が自閉症でない人々にも広く読まれるようになっているのは、そこに人間がもつ普遍的な特性に由来する事実が書かれているからだ、と私は考えている。ただ、「不思議だ！」「わからない！」とするのでなく、人としての共通性を発見しようとする想像力が求められるようになっているのである。

○特化した支援と普遍的な支援

すでに述べたように、いま、ＴＥＡＣＣＨプログラムなど、自閉症に特化した指導法が広く用いられるようになっている。それは、自閉症者の特性が明らかになってきて、それに合った支援が求められるようになってきたからである。しかし、だからといって、自閉症者への支援は自閉症に特化した支援だけをすればいいのかというと、そうではない。もうひとつ、自閉症の人の中にもある、人間として普遍的な特性を引き出す支援も必要である。

自閉症の人も、人としての普遍的な学びの形を必要としている。それは、他の人と共に学ぶということである。人間は、他の動物と異なり、自分たちのまわりに実に多くの物を作り、残してきた。子どもが生まれたとき、それらは文化的な集積物としてすでにそこにある。そして、子どもは独力ではそれらの用い方を身につけることができない。文化を継承した大人の力を借りる必要がある。

ただし、自閉症の人は感覚過敏や他の人を求めにくい特性があるため、この必要な形に入っていきにくい。だから、特別に配慮された環境や学習の方法が必要になる。それが、構造化という方法である。だが、社会で学ばなければならない事柄や学び方の基本は同じである。

◯三項関係とその発展型

人と共に学ぶときの基本型は、これまで何度か述べたように三項関係である。三項関係の中で、子どもは大人を見本としながら、いま何に注目すべきか（共同注意）、また、対象物に

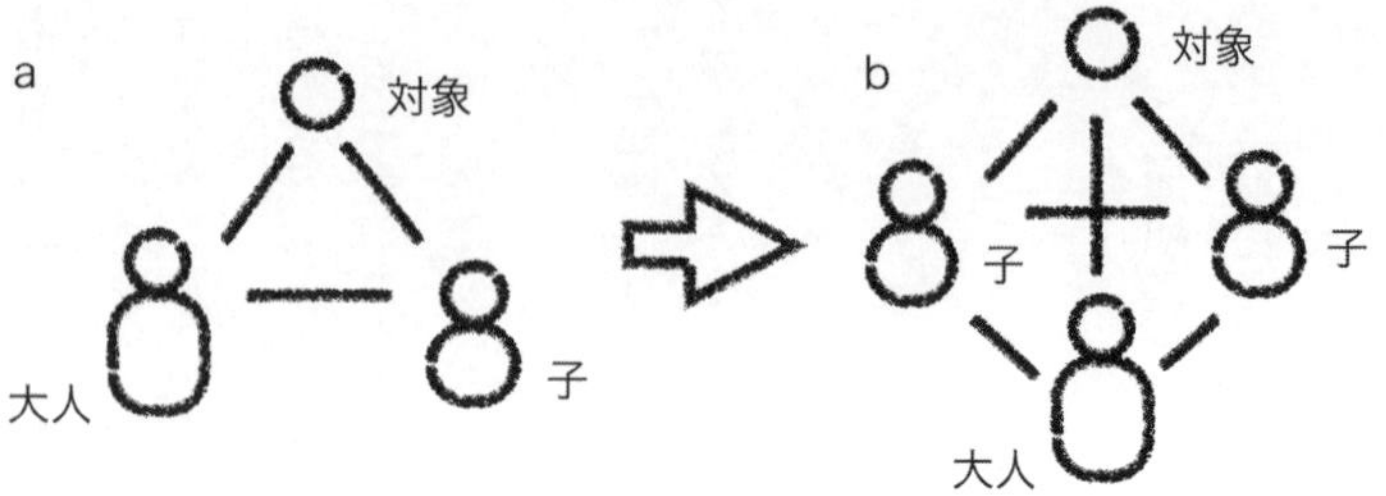

図35　三項関係の発展型

どのようにかかわっていくべきか、を学ぶのである（図35のａ）。ただ、ここで、自閉症児の場合は、共同注意の対象が見つかりやすいように、また大人の介入が目立たないように工夫しなければならない、という違いはある。

物事に向かう能力を高めるには、他の人の行動を参考にする必要がある。そのとき、複数の子どもが並び、同じ対象に向かい、それを大人が助けるという形（図35のｂ）が必要になる。これは、三項関係の複合型であり、子は大人から学ぶだけでなく、同じ課題に取り組む他の子からも学ぶようになる。

このような場面の中には、物の同型性だけでなく、それに向かう人の位置や動きの同型性がある。ただし、自閉症児の場合は物の同型性の方がわかりやすく、それを手がかりに学習を進めた方が容易だが、さらに能力を高めるには人の同型性にも気づく必要がある。この同型性を認めることによって、子どもは、その場とそこでおこなわれている行為に入りやすくなるのである。

また、こうして「同じ」に気づくことによって、次に、「違い」

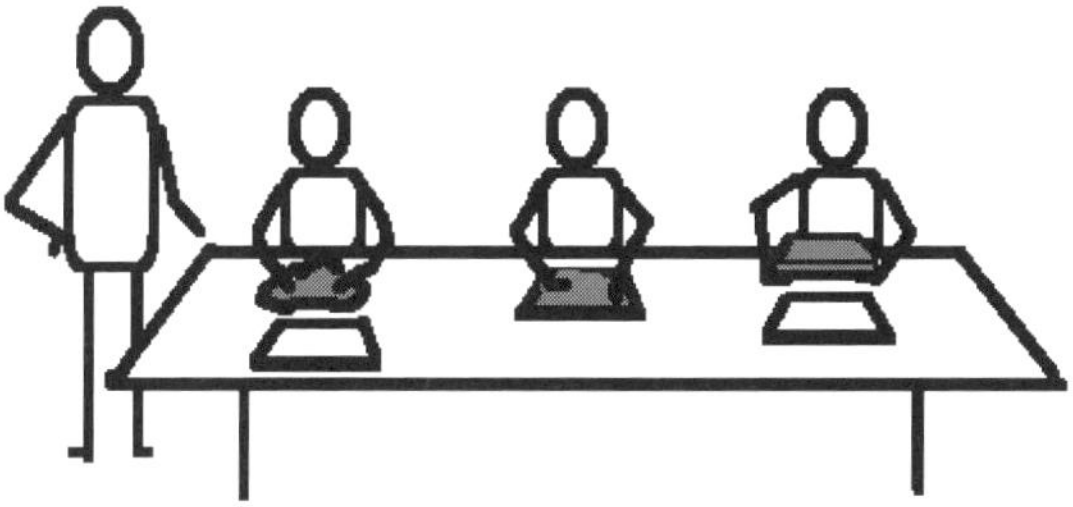

図36　粘土の型抜き作業の例

も見えてくることになる。他の子の行動や作品の中には、自分の行動や作品の一歩先や一歩後がある（図36にその一例を示した）。だから、このような場にいると、通常では見えにくい、自分の行動の過去・現在・未来を見ることになるのである。

このような学習スタイルは、通常の学級で広く用いているものである。ただし、そこにはあまりにも多くの子どもがいて、また、目に見え、手で触れることができる教材が使われていないことが多い。つまり、三項関係の複合型としての関係性が見えにくくなっているのである。

だから、自閉症や発達障害と呼ばれる子どもたちに対しては少人数教育が望ましく、このような関係性が見えやすい、特別支援学校や特別支援学級の中での支援が必要になってくるのである。

○共同から協働へ

私が四〇年近くかかわってきた、福井大学の附属特別支援学校では、長年、このような関係性が見えやすい教育をおこなってい

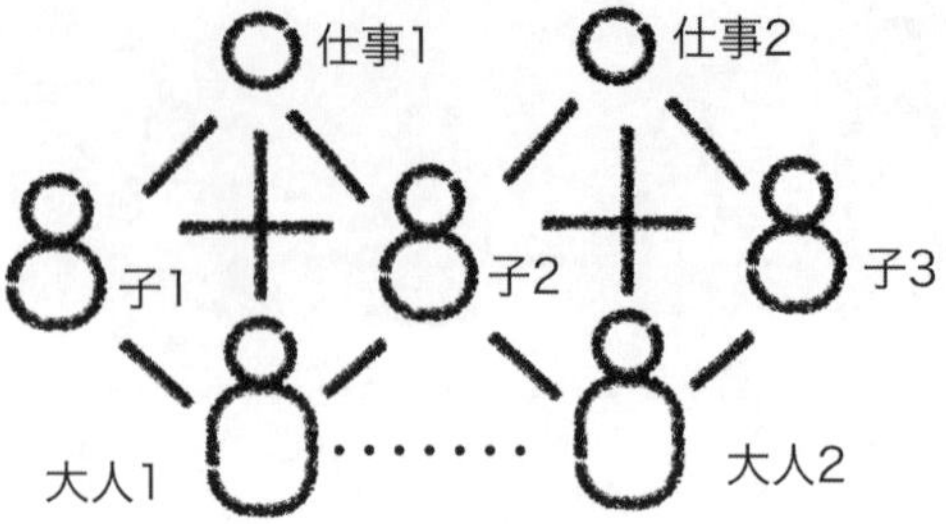

図37　協働的な関係の中での学び

る（福井大学教育地域科学部附属特別支援学校　二〇一一）。そこでは、たとえば、一人一人の前に、同じ素材と同じ道具が置かれ、同じ作品作りがおこなわれる。そして、要所要所で作業の進行が黒板などに書かれた手順の案内と照合される。各生徒は、黒板や先生の指示や周辺の生徒の様子や作品の形成状態を参考にしながら作業を進めていくのである。

もちろん、一人一人の能力は異なるので、どのグループでも、このような集団の形が可能になるわけではない。しかし、個別の学習をベースとする子どもも、やがて、このような学習のスタイルが必要になってくる。だから、そこにいつでも入って来られるように、学校としては、同じ作業をしながら学び合える場を用意しておく必要がある。

ところで、この学校では、週に一度、全校縦割り班活動というものがおこなわれている。そこには共同で同じ課題に取り組むグループがあるだけでなく、グループ間の協働的な関係がある。たとえば木工班なら、木材を運ぶグループ、切断するグループ、組み立てるグループなどがあり、ひとつのグループの結果は次のグループに引き渡される。また、一人の生徒が複数のグループの仕事のあいだを行き来することもある。あるいは、隣のグループの活動は、その生徒の去年の活動だったり、来年の活動だったりすることになる。

そこで、このような協働の活動にもとづく関係性を図示すると、図37のように、三項関係のさらなる発展型として表すことができる。たとえば、子2は、大人1を介して仕事1に取り組み、同時に、大人2を介して仕事2に取り組む。また、大人1と大人2は、子2についての情報を共有することになる。

つまり、ここには、個人と個人のあいだに同型性があるだけでなく、グループとグループのあいだにも同型性がある。だから、相互に照合しやすく行き来をしやすいのである。このような関係性は、社会の中の多くの職場で、ありふれたものとして使われてはいる。しかし、それを見えやすく、わかりやすくすることが、自閉症の人が協働的な場に入っていくうえでは重要なことなのである。

自分の姿というものは自分では見ることができない。そのため、状況の中で適切な行動がとれなくなる可能性は誰の中にも潜んでいる。だから、以上のような、関係性が見えやすい場所に身を置くことで、状況に合った行動がとれるようになるのである。

○体を使った活動の中での協働性

ところで、このような体を使った集団的な活動の中には、子どもが感覚や認識を高めるために必要な非常によい条件が含まれている。

5章で述べたように、自閉症の人は身体各部の感覚や動きがバラバラになりやすい。しかし、体全体を使って物に向かう活動は、身体全体をまとめ関係づける働きをする。たとえば、重い木材を運ぶには、それを抱える両腕の協力が必要だし、さらに全体を支える腰、先に進むための足の運びなどが必要になる。そしてさらに、長く大きな木材（机などでもよい）の運搬では、複数の力が必要になり、自分だけでなく、他の人と息を合わせて動く必要がある。そこでは、持ち上げるタイミング、運ぶ方向、止まるタイミングなどを選び、合わせなければならない。また、そこには、かけ声や指示など、ことばの重要性も現れてくる。

つまり、これらの活動の中には個人の中での協働性と人々のあいだでの協働性が含まれている。しかも、それらが見やすく感じやすい形で実現されているのである。だから、子どもの成長の早い時期に、このような体験をしておくことが次の成長につながるといえるのである。

○関係の文字化・視覚化・イメージ化

では、だからといって、協働的な仕事は、人々が集まり、分業的におこなわれる、いま述べてきたような形だけなのか、というと、そうではない。一人でもおこなえるし、実際、至るところで一人でおこなわれている。だが、それができるのは、図37に表したような協働的な仕事を多少とも経験し、それを自分の頭の中で実行できるようになっているからである。

たとえば、私は、この本を書くプランを数年前に立て、いまの私がそれを引き継いでいる。そして、毎日、文章を書く私がいて、翌日、それを読み直し、修正する私がいる。こうして完成したある章は次の章に引き継がれる。これは明らかに協働的な仕事である。

自閉症の人は、自分で仕事の段取りを立てることも、参加している仕事の段取りを知ることも苦手であることが多い。それは、協働的な仕事のイメージができていないからである。だが、文字を覚え、説明書を読んだり、箇条書きで示されたものを読むことができるようになると、大きな進歩を示す者もいる。やるべきことの全体構造がわかり、その中にいまの自分を客観的に位置づけることができるからである。

ただし、実際に人々が集まっておこなわれる協働的な仕事には問題も生じやすい。一人一人の参加者は当面する仕事をこなすだけで、全体を見ていないことが多く、また、それを導く人も自分の担当部分しか見ていないことがある。つまり、依存的、惰性的に組織が動いていることも多い。また、その中に身を置く自閉症者には、感覚過敏があるため、全体の流れに関係のない部分部分ばかりが見えていることもあるだろう。むしろ、集団の中でなく、協働的な仕事を頭の中でひとつにまとめてイメージ化し、一人で実行していった方がいい場合もある。

すでに述べたように、天才的な仕事をした人々の中には、幼少期に自閉症やADHDの様相を示した者が多い（熊谷　二〇一五）。彼らは協働的な仕事を他の人々と共に進めるのは苦手だが、自分の頭の中で進めることには優れていた。協働的な仕事を人々と共におこなうには、活動のテンポを他の人に合わせたり、イメージを人々と共有する必要がある。この過程は、あふれるイメージのもとで次々にアイディアを生み出していく人にとっては妨げになる。ただし、天才的な人によって新しい仕事のプランが開発されると、それにもとづき人々による協働的な活動が始まる、というのはよくあることである。

ところで、このような天才的な人ならずとも、自閉症の人は、一般に、協働的な仕事の一部に加わり、他の人の見よう見まねで徐々に仕事を覚えていくということは苦手である。このような人たちにとっては、仕事の流れを俯瞰できているということが重要である。天才たちは、非常に大きな規模で仕事の内容を俯瞰することができたわけだが、人々がたずさわる個々の仕事の中にも俯瞰しなければわかりにくい、複雑な流れがある。自閉症の人たちは、徐々に流れに溶け込むことがむずかしいため、いま、どこにいるかを知っておくことが必要になる。この場合は、あらかじめ文字や関係図などによって、仕事の手順や配置を確認しておくことが望ましい。すでに始まっている活動はめまぐるしく動いているため、それをいちいち止めて解説するわけにはいかないからである。

いま、比較的能力の高い自閉症児の療育の分野では、ソーシャルストーリーや関係図を用いた、事の流れや人間関係の理解を深めるための支援法が用いられるようになっている。ソーシャルストーリーとは、日常よくある出来事を、あらかじめ作られた一人称（日本語では、ぼく・私）による物語に当てはめていくもので、キャロル・グレイによって開発されたものである（Gray 2000など）。また、関係図による人間関係の理解は、国内では服巻智子（茂木編　二〇〇八）が使い始めたもので、人間同士の関係を図に表したうえで相互の立場を理解してもらおうとするものである。実際の出来事は次々に先に進んでしまうが、文字や図によって示されたものは、その傍らにあって、事前・事後に、そこにある関係性を説明してくれる。また、街中の案内図やスマホで撮られた写真などが行動の手がかりになることも多い。

この本の中で何度も述べてきたように、現代はあまりにも刺激が多く、社会の構造も複雑になり、その中に隠された関係性を見つけるのがむずかしくなっている。それは、自閉症の人にとっても通常の人にとっても同じである。そのため、学校や公共の施設では、誰にとっても理解しやすく用いやすい、ユニバーサルデザインにもとづく環境が求められるようになっている。また、隠れた関係性を共有しやすくするために職場などでも「見える化」を求める声が強くなっている。

しかし、このように広く社会の環境を整えるだけでなく、子どもが育ち、やがて社会に出ていく過程でめぐり合う環境をわかりやすく、ゆったりしたものにしていかないと、自閉症が増えていく動きは止まらないだろう。

自閉症の人が抱える問題は、すべての人に通じる問題になりつつあるといえるだろう。

あとがき

今回、この本を書いてみて、自閉症とは非常に多くの要因が絡む複雑な障害であることをあらためて感じた。そこには自閉症の特性が関係し、発達的変化が関係し、社会の変化が関係している。だから、自閉症の成り立ちを理解し、支援のあり方を知るには、多くの事柄を結びつけていく観点が必要である。

私は、自閉症の研究者だが、多くの研究者がするように自分の考えを論文の形で発表するよりは、本という形で世に出すことにこだわっている。それは、いま述べたように、自閉症には非常に多くの問題が絡んでいるので、論文では、そのほんの一面しか表せないと思うからである。

いま、自閉症の当事者や支援者によって書かれた本が多く出版され、また、読まれるようになっている。それは、これらの人々が、自閉症という複雑な障害の全体にいやおうなくぶつかり、その生き様や、支援の有様を具体的に述べているからだと思う。そして、残念ながら、研究者による自閉症の本や論文は、あまり読まれなくなっているのが現状である。その理由は、テーマをしぼり、その範囲内で結論を出すという、よく使われる科学研究の方法が、この分野では役立ちにくくなっているからだと思う。

だが、当事者による多くの本が出され、支援者による実践が積み重なってきたいま、それらを見比べてみると、個別的な経験の裏に普遍的な真実が見えてくるようになってきている。だから、それを読みとり、科学的な研究結果とつなぎ合わせ、自閉症の理論を作っていくことが、われわれ研究者のなすべき仕事になっているのではないかと思う。

自閉症の人々のつまずきは、発達の中で、また社会に出て行くとき、様々な形で表れる。しかし、その大もとのところには感覚過敏と男性脳という特性があると考えられる。だから、そこから始めて、自閉症という障害の全体と支援のあり方を説明しようとしたのが、この本の内容である。ただし、一冊の本によって、この問題の全容を語り尽くすことはできない。この本が、自閉症理解の今後の発展に少しでも役立つことを願う。


自閉症という問題は、この数十年の間に、日本社会に浸透した本当に大きな関心事になってきたと感じる。つい最近、そのことをあらためて実感したのは、この夏、芥川賞を受賞した『コンビニ人間』という小説（村田沙耶香　二〇一六）を読んだときである。この作品の主人公は三六歳の女性で、就職も結婚もせず、コンビニのバイトを一八年間も続けている。彼女の場合、その理由は、この障害を知る人なら読み始めてまもなく気づくことだと思うが、自閉症スペクトラムに属する人だからである。そして、人々の中でどのように行動したらよいかわからない彼女にとって、コンビニだけが唯一、迷いなく振る舞える場所になっている。

コンビニという、今や日本中いたるところに存在する、四角い箱の中は、客にとっても店員にとってもわかりやすい空間になっている。実際、私の場合も、自閉症の子たちとコンビニで買い物の「実習」をしたことがあり、この障害をもつ人々が社会参加をするためによく使われる場所である。その理由は、小さい建物内部の空間配置と買い物の流れが、どこもほぼ同じであり、この本の中で何度も述べた「構造化」が進んだ領域になっているからである。

主人公は、この箱の中では人々と世界を共有できると感じ、コンビニ中心に自分の人生を回転させている。しかし、物語の後半になると、実は彼女は、スタッフたちから別の世界の基準によって異物として見られていたことが発覚する。

以上のように、この小説は特殊な人物を主人公とする作品であるにもかかわらず、結果として、多くの人々の共感を得るものとなった。これまで芥川賞作品は読みづらいと敬遠してきた多くの読者が『コンビニ人間』については読みやすく理解しやすいと述べている（amazonカスタマーレビューより）。もちろん、この作品の中には「自閉症」ということばは現れず、物語は説明的なことばではなく、きわめて感覚的なことばで語られている。芥川賞の選者たちの評価も、もちろん高く、たとえば村上龍氏は「この十年、現代をここまで描いた受賞作はない」（『文藝春秋』二〇一六年九月号、編集部だより）と述べている。

人々がはっきりとは意識していなくても、自閉症は現代人が抱える大きなテーマになっている。そのことの本当の意味を知るには、私たちのように自閉症にかかわる仕事をする者も、これまでより大きな視点をもつことが必要であるだろう。

私は、この春、四〇年近くを過ごしてきた福井大学を去ることになった。いま振り返ると、自閉症を見つめるうえでは、非常に恵まれた環境が与えられてきたと思う。学内に自閉症児のための個別指導の場をもつことができ、そこを訪れた子どもたちと親から多くを学ぶことができた。また、療育に参加する、多くの学生と療育者（毎回、金沢より来ていただいた小坂正栄さん）からも学ぶことができた。

ただし、このような個別指導の場では実現できないこともあった。それは集団の中での、子どもの発達支援である。しかし、幸い、集団の場を特に重視して取り組む学校が身近なところにあった。それは、私が四〇年近くかかわってきた附属特別支援学校である。発達の初期には個別支援が特に大切になるが、成長の中で、人々の中で、人々とかかわりながら学ぶことが必要になる。自閉症の人たちの中にも、人間の基本となる、人々の中で学ぶという性質は含まれている。そして、社会に参加し、仕事をするには、この側面が育つことが必要である。附属特別支援学校では、自閉症児が生活や仕事の中で人々と共に学ぶ機会が多く用意されている。現代の社会は、あまりにも巨大化し、複雑でわかりにくい。自閉症者には、もっと小さくシンプルでわかりやすい環境が必要になる。このような場を実現可能にする共同体を、この学校は長年かけて作ってきていると思う。それは、古くから人々が生きてきた世界の再現であるため、目立ちにくく地味な取り組みではある。しかし、いま急激に失われつつある環境を取り戻そうとするものだから、見直さなければならない取り組みなのだと思う。

ところで、本書の中心テーマである自閉症の感覚過敏については、公益社団法人発達協会の夏の研修会で何度か講師として話をさせていただいた。また、同協会の機関誌『発達教育』にも、このテーマで連載原稿を書かせていただいた（熊谷　二〇一〇）。また、長年、自閉症研究に取り組んでこられた川崎葉子さんからは、自閉症スペクトラム学会のエキスパート研修会で、感覚過敏が自閉症の主要な特性であるというお話を聞き、また資料（川崎ほか　二〇〇二）をいただくことができた。今回、感覚過敏の視点から自閉症を見直す本を書くことになったのは、このような機会を得ることができたおかげである。

そして、本書の中で紹介したアンケートにご協力いただいた自閉症児とそのご両親にも感謝したい。また、その際、ご協力いただいた、もと特別支援学校長、高野幸嗣さんにもお礼を申し述べたい。

そして最後に、この本の出版を引き受けて下さった新曜社にも感謝したい。特に編集部の田中由美子さんには、読者に伝わりにくい部分についてコメントをいただき、それを直していく中で、私の考えを整えていくことができた。あらためて感謝の意を表したい。

〔追記〕

最近になって、ＨＳＰ（highly sensitive person：とても敏感な人たち）の存在が話題になっている。

自閉症は、本書で述べたように、感覚過敏と共に男性脳の特性を強くもっている。男女の差がなく現れるＨＳＰは、この点で自閉症と区別しなければならないだろう。

引用文献

American Psychiatric Association（編）（高橋三郎ほか訳）『ＤＳＭ‐Ⅳ　精神疾患の分類と診断の手引』医学書院　一九九五

American Psychiatric Association（編）（髙橋三郎／大野裕監訳）『ＤＳＭ‐５　精神疾患の分類と診断の手引』医学書院　二〇一四

井深大『幼稚園では遅すぎる』ごま書房　一九七一（サンマーク文庫　一九九九）

岩永竜一郎『もっと笑顔が見たいから――発達デコボコな子どものための感覚運動アプローチ』花風社　二〇一二

岩永竜一郎『自閉症スペクトラムの子どもの感覚・運動の問題への対処法』東京書籍　二〇一四

ウィリアムズ、ドナ（河野万里子訳）『自閉症だったわたしへ』新潮社　一九九三（新潮文庫　二〇〇〇）

ウィリアムズ、ドナ（河野万里子訳）『自閉症だったわたしへⅡ』新潮文庫　二〇〇一

ウィルシャー、Ｓ（ゆあさふみえ訳）『シティーズ――スティーヴン・ウィルシャー画集２』すえもりブックス一九九三

ウィング、ローナ（久保紘章／佐々木正美／清水康夫監訳）『自閉症スペクトル』東京書籍　一九九八

ガーランド、グニラ（ニキ・リンコ訳）『ずっと「普通」になりたかった。』花風社　二〇〇〇
Kanner, L. "Autistic disturbances of affective contact" *Nervous Child*, 2, 217-250. 1943.
川崎葉子ほか「広汎性発達障害における感覚知覚異常」発達障害研究　二五巻一号　二〇〇三
熊谷高幸「自閉症児のカード分類反応――前頭葉機能障害仮説の検討」特殊教育学研究　二一巻四号　一九八四
熊谷高幸「自閉症児の言語障害の特性――ルリヤの失語症モデルの適用」特殊教育学研究　二四巻一号　一九八六
熊谷高幸『自閉症の謎　こころの謎――認知心理学からみたレインマンの世界』ミネルヴァ書房　一九九一
熊谷高幸『自閉症からのメッセージ』講談社現代新書　一九九三
熊谷高幸『自閉症――私とあなたが成り立つまで』ミネルヴァ書房　二〇〇六
熊谷高幸「感覚過敏と感覚鈍麻について」①〜③　発達教育　2013年1月号〜3月号　発達協会　二〇一三
熊谷高幸『天才を生んだ孤独な少年期――ダ・ヴィンチからジョブズまで』新曜社　二〇一五
グランディン、テンプルほか（カニングハム久子訳）『我、自閉症に生まれて』学研　一九九四
Gray, C. "The New Social Story Book" Future Horizons 2000
ゲシュヴィント、N／ガラバルダ、A・M（品川嘉也訳）『右脳と左脳――天才はなぜ男に多いか』東京化学同人　一九九〇
ケダー、イド（入江真佐子訳）『自閉症のぼくが「ありがとう」を言えるまで』飛鳥新社　二〇一六

ケネディ、ダイアン・Ｍ（田中康雄監修、海輪由香子訳）『ＡＤＨＤと自閉症の関連がわかる本』明石書店　二〇〇四

Columbia University Medical Center "Children with autism have extra synapses in brain" Newsroom August 21, 2014

佐々木正美『講座自閉症療育ハンドブック——ＴＥＡＣＣＨプログラムに学ぶ』学習研究社　一九九三

ショプラー、Ｅほか（佐々木正美監訳）『自閉症の治療教育プログラム』ぶどう社　一九八五

千住淳『自閉症スペクトラムとは何か——ひとの「関わり」の謎に挑む』ちくま新書　二〇一四

Dunn, W.（原著）辻井正次（監修）『日本版感覚プロファイル　ユーザーマニュアル』日本文化科学社　二〇一五

高橋智／増渕美穂「アスペルガー症候群・高機能自閉症における『感覚過敏・鈍麻』の実態と支援に関する研究——本人へのニーズ調査から」東京学芸大学紀要　59：287-310　二〇〇八

Tavassoli, T., Miller, L. J., Schoen, S. A., Nielsen, D. M., & Baron-Cohen, S. "Sensory over-responsivity in adults with autism spectrum conditions" *Autism*, 2014, 18, 428-432. originally published online 1 October 2013

Tavassoli, T., Hoekstra, R. A., & Baron-Cohen, S. "The Sensory Perception Quotient (SPQ): Development and validation of a new sensory questionnaire for adults with and without autism" *Molecular Autism*, April 2014, 5:29, Open Access

トマセロ、マイケル（大堀壽夫ほか訳）『心とことばの起源を探る』勁草書房　二〇〇六

トレヴァーセン、Ｃほか（中野茂ほか監訳）『自閉症の子どもたち——間主観性の発達心理学からのアプローチ』ミネルヴァ書房　二〇〇五

トレッファート、ダロルド・A（高橋健次訳）『なぜかれらは天才的能力を示すのか――サヴァン症候群の驚異』草思社　一九九〇
ニキ・リンコ／藤家寛子『自閉っ子、こういう風にできてます！』花風社　二〇〇四
ニキ・リンコ『俺ルール！――自閉は急に止まれない』花風社　二〇〇五
バッドリー、アラン（川幡政道訳）『記憶力――そのしくみとはたらき』誠信書房　一九八八
Baron-Cohen, S. et al. "Does the autistic child have a 'theory of mind'?" *Cognition*, 21, 37-46. 1985
バロン＝コーエン、サイモン（長野敬ほか訳）『自閉症とマインド・ブラインドネス』青土社　一九九七
バロン＝コーエン、サイモン（三宅真砂子訳）『共感する女脳、システム化する男脳』ＮＨＫ出版　二〇〇五
東田直樹『自閉というぼくの世界』エスコアール　二〇〇四
東田直樹／東田美紀『この地球（ほし）にすんでいる僕の仲間たちへ』エスコアール　二〇〇五
東田直樹『自閉症の僕が跳びはねる理由』エスコアール　二〇〇七
東田直樹『続・自閉症の僕が跳びはねる理由』エスコアール　二〇一〇
東田直樹『あるがままに自閉症です』エスコアール　二〇一三
福井大学教育地域科学部附属特別支援学校『ゆっくりじっくりスローライフ教育』クリエイツかもがわ　二〇一一
フリス、ウタ（冨田真紀ほか訳）『自閉症の謎を解き明かす』東京書籍　一九九一
ベッテルハイム、Ｂ（黒丸正四郎ほか訳）『自閉症　うつろな砦　Ⅰ・Ⅱ』みすず書房　一九七三、一九七五

プリブラム、K・H（岩原信九郎／酒井誠訳）『脳の言語――実験上のパラドックスと神経心理学の原理』誠信書房　一九七八
村田沙耶香『コンビニ人間』文藝春秋　二〇一六
茂木健一郎（編）『プロフェッショナル　仕事の流儀――服巻智子　自閉症支援　見えない心に、よりそって』NHK出版　二〇〇八
山川烈『FUZZY（ファジィ）コンピュータの発想』講談社　一九八八
ラター、M／ショプラー、E（編著）（丸井文男監訳）『自閉症――その概念と治療に関する再検討』黎明書房　一九八二
ラマチャンドラン、V・S／オバーマン、L・M「自閉症の原因に迫る」日経サイエンス　2007年2月号
リゾラッティ、ジャコモ／シニガリア、コラド（柴田裕之訳）『ミラーニューロン』紀伊國屋書店　二〇〇九
ルリヤ、ア・エル（松野豊／関口昇訳）『言語と精神発達』明治図書出版　一九六九
ローソン、ウェンディ（ニキ・リンコ訳）『私の障害、私の個性。』花風社　二〇〇一

索　引

著者略歴

熊谷高幸（くまがい・たかゆき）

1947年愛知県に生まれる。早稲田大学第一文学部フランス文学専攻卒業。印刷会社に勤めながら法政大学夜間部で２年間心理学を学ぶ。東北大学大学院教育学研究科博士課程単位取得退学。

現在、福井大学教育地域科学部教授を経て名誉教授。福井工業大学講師。専門は自閉症者のコミュニケーション障害とその支援。現在は，これに加えて，日本語についての研究も進めている。

著書には『自閉症の謎 こころの謎：認知心理学からみたレインマンの世界』ミネルヴァ書房,『自閉症からのメッセージ』講談社,『自閉症：私とあなたが成り立つまで』ミネルヴァ書房,『日本語は映像的である：心理学から見えてくる日本語のしくみ』『タテ書きはことばの景色をつくる：タテヨコふたつの日本語がなぜ必要か？』『天才を生んだ孤独な少年期：ダ・ヴィンチからジョブズまで』『「心の理論」テストはほんとうは何を測っているのか？：子どもが行動シナリオに気づくとき』『「自分カメラ」の日本語 「観客カメラ」の英語：英文法のコアをつかむ』『「英語脳」vs.「日本語脳」：違いを知って違いを超える』以上，新曜社，などがある。

■ e-mail: kumagai.fp@dream.jp

新曜社

自閉症と感覚過敏

特有な世界はなぜ生まれ、どう支援すべきか？

初版第１刷発行 2017年１月27日
初版第８刷発行 2024年１月27日

著　者　熊谷高幸

発行者　塩浦　暲

発行所　株式会社　新曜社
101-0051　東京都千代田区神田神保町３－９
電話（03）3264-4973（代）・FAX（03）3239-2958
e-mail : info@shin-yo-sha.co.jp
URL : https://www.shin-yo-sha.co.jp

組版所　Katzen House

印　刷　新日本印刷

製　本　積信堂

ISBN978-4-7885-1507-9 C1011